Diana Ecker

Das kleine Lustbuch für Paare

Zur Selbsthilfe und als Therapiebegleiter

mit Audio-Anleitung
zum Download

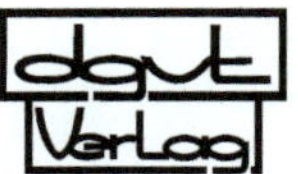

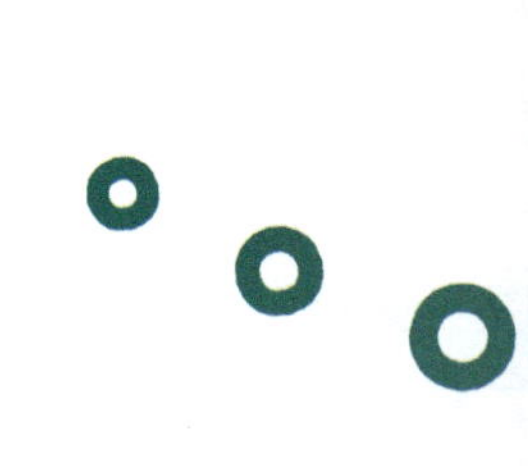

Diana Ecker

Das kleine Lustbuch für Paare

Zur Selbsthilfe und als Therapiebegleiter

Mit Audio-Anleitung zum Download

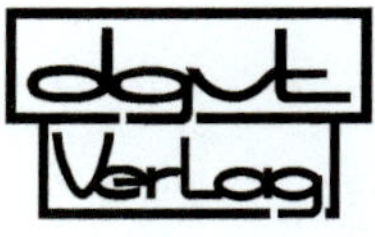

Tübingen
2022

Kontaktadresse
Diana Ecker, Psychologische Psychotherapeutin
E-Mail: diana.ecker@gmx.de

Audiodatei zum Herunterladen:
www.dgvt-verlag.de → Service → Download
Download-Code: sBP7ZFkFd5
Sprecherin: Sabine Oswalt, Rottenburg
Tonstudio: adrianoswalt.com, Rottenburg

Bibliografische Information der Deutschen Nationalbibliothek

Die Deutsche Nationalbibliothek verzeichnet diese Publikation in der Deutschen Nationalbibliografie; detailliertebibliografische Daten sind im Internet über http://dnb.d-nb.de abrufbar.

Hechinger Straße 203
72072 Tübingen
E-Mail: dgvt-Verlag@dgvt.de
Internet: www.dgvt-Verlag.de

Bildquelle:	„Frau in Blau“ von Diana Ecker, Bad Dürkheim
Gestaltung & Satz:	Julia Franke, Tübingen
Druck und Bindung:	CPI buch bücher GmbH, Birkach

E-Book: 978-3-87159-462-5

ISBN 978-3-87159-872-2

Inhalt

An die Leserin, an den Leser 7

1. „Wie geht das, dass wir auf Dauer nicht die Lust verlieren?" 11

2. „Steckbrief" Paarsexualität 15

3. Das Nachlassen sexueller Lust ist normal! 29
   3.1 Paarphasen in der Lebensspanne 29
   3.2 Sexuelles Begehren und persönliches Wachstum 34

4. Arbeit an der nicht sexuellen Beziehung 41
   4.1 (Wieder-)Herstellung einer guten Gesprächskultur 42
   4.2 Beziehungsressourcen aktivieren 44
   4.3 Zärtlicher Körperkontakt 48

5. Arbeit an der sexuellen Beziehung 61
   5.1 Von der schwachen zur starken Seite 64
   5.2 Sexuelle Ambivalenzen 65

5.3 Die „innere lustvolle Frau“, der „innere lustvolle Mann“ 67
5.4 Emotionale und sexuelle Verbundenheit im Hier und Jetzt 71

6. Paarexperimente 83
6.1 „Boden schaffen“ 85
6.1.1 Gespräche positiv führen 86
6.1.2 Ressourcen aktivieren und pflegen 92
6.2 Zärtliche Körperexperimente 97
6.2.1 Zum Wohlfühlen 98
6.2.2 Sich nackt gegenseitig streicheln 105
6.3 Erregende Körperexperimente 109
6.3.1 Experimentieren mit Lust und Erregung 110
6.3.2 Sexuelle Ausnahmesituationen schaffen 116

7. Zehn Merksätze zum Schluss 123

Literatur 127

Liebe Leserin, lieber Leser!

Vielleicht ist es eine der unspektakulärsten Erkenntnisse der letzten Jahrzehnte, aber eine mit mächtiger Wirkung: dass eine Beziehung, will sie auf Dauer lebendig und innig sein, der Pflege, ja der Beziehungsarbeit bedarf! Nicht minder gilt dies für die gemeinsame Sexualität, die mitnichten ein „Selbstläufer" ist, vor allem wenn die Leidenschaft viele Jahre erhalten bleiben soll: Sorge zu tragen, dass die sexuellen Begegnungen für sich selbst wie auch für die Partnerin oder den Partner befriedigend sein mögen, liegt in der Verantwortung jeder Einzelnen und jedes Einzelnen.

Diesem Ausgangspunkt geht *Das kleine Lustbuch für Paare* nach. Es ergeben sich zwei Botschaften: Erstens, in einer Beziehung können beide viel dafür tun, dass es gut läuft! Zweitens, beide können viel dafür tun, dass es nicht gut läuft!

Dieses Buch möchte den positiven Glauben weitertragen, dass jedes Paar etwas für das Gelingen seiner Beziehung und seiner gemeinsamen Sexualität tun kann, und wendet sich deshalb an alle Paare unabhängig von Alter, Bildung und kulturellem Hintergrund. Auch wenn Paare gleich welcher sexuellen Orientierung profitieren können, möchte ich doch vorausschicken, dass die wissenschaftlichen Studien, die mir vorlagen, an heterosexuellen Stichproben durchgeführt wurden.

Sowohl zur Selbsthilfe als auch als Therapiebegleiter gedacht, unternimmt das Büchlein den Versuch, wissenschaftliche Erkenntnisse und therapeutisches Erfahrungswissen aus vielen Jahren auf wesentliche Themen hin zu verdichten. Dazu möchte ich dir, liebe Leserin und lieber Leser, Sexualwissen für Paare mit unterschiedlichen Schwerpunkten vermitteln und euch anregen, gemeinsam auch praktische Schritte auszuprobieren, die euch als Paar in eurer Entwicklung voranbringen können. Wie schon erwähnt, bedeutet das „Arbeit", die psychische Kraft erfordert, euch am Ende aber mit wichtigen gemeinsamen Erfahrungen belohnen wird. Nur am Rande können sexuelle Fragen zu euch als Einzelpersonen thematisiert werden, sie brauchen einen eigenen Rahmen.

Trotz guter Absichten und Bemühungen kann es euch dennoch passieren, dass ihr an die Grenzen eurer Selbsthilfemöglichkeiten stoßt. Bevor ihr resigniert das Buch beiseitelegt und die praktischen Anregungen nicht mehr weiter ausprobiert, schlage ich euch vor, erst einmal darüber nachzudenken, was genau das Problem ist. Möglicherweise ist es der falsche Zeitpunkt, eine unklare Motivation, die falsche Methode, ein noch unausgesprochener Konflikt etc.?

Scheut euch auch nicht, ggf. externe Hilfe, also eine Paartherapie oder -beratung bei einem Sexualtherapeuten oder einer Sexualtherapeutin, in Betracht zu ziehen. Eine solche Unterstützung zu beanspruchen, kann man als inakzeptable Schwäche interpretieren, man kann sich diese Hilfe aber auch gönnen, weil es um Fundamentaleres – den Erhalt der Liebe, Intimität und Sexualität, kurz, der Beziehung und der Familie – geht! Leider wird eine Paartherapie oder Paarberatung nicht von der Krankenkasse getragen und muss privat finanziert werden (siehe z. B. Therapeut*innenlisten der Deutschen Gesellschaft für Sexualforschung[1]). Eine weitere, in der Regel kostenlose Alternative sind städtische oder kirchliche Ehe-, Familien- und Lebensberatungsstellen oder pro familia.

Auch als „Therapiebegleiter" kann das Buch euch unterstützen, indem es Orientierung bietet, Mut spendet und Motivation verleiht. Der besseren Lesbarkeit wegen habe ich auf Literaturangaben (von wenigen Ausnahmen abgesehen) im Text verzichtet und sie am Ende des Buches aufgelistet.

Ich wünsche euch viel Neugier, Mut und Geduld, wenn ihr euch entscheiden solltet, euch auf diese Selbsterfahrungsreise, mit dem Büchlein im Gepäck, zu begeben.

Eure Diana Ecker
Bad Dürkheim, März 2022

---

[1] https://dgfs.info/sexualtherapeutinnen

1. „Wie geht das, dass wir auf Dauer nicht die Lust verlieren?“

Trotz steigender Scheidungsziffern haben Ehen noch nie so lange gedauert wie heute. Noch nie waren aber auch die Erwartungen an emotionale und körperliche Nähe und leidenschaftlichen Sex so hoch. Abstinente Phasen sind bei den komplexen Aufgaben, die eine Partnerschaft zu lösen hat, insbesondere wenn auch noch Kinder da sind, nichts Ungewöhnliches. Dennoch sind viele Paare verunsichert, wenn sie nicht kontinuierlich, gleichbleibend und leidenschaftlich Sex miteinander haben. Denn insgeheim, so die Hoffnung vieler, sichert leidenschaftlicher Sex den Zusammenhalt eines Paares. Sexualität ist zum „Bindemittel“ geworden, da wo früher Normen oder wirtschaftliche Gründe den Zusammenhalt stabilisierten.

Heute wissen wir aus der Sexualforschung, wie komplex die menschliche Sexualität ist und wie problemanfällig in Beziehungen. Trotz allem haben Paare – auf jeden Fall in unseren Breiten – eine offenere, partnerschaftlich orientierte Haltung hinzugewonnen, in deren Mittelpunkt das gemeinsame sexuelle Glück in emotionaler Verbundenheit steht. *„Uns soll es beiden gut gehen"*, ist eine Aussage, die ich so sinngemäß häufig in Sexualtherapien mit Paaren höre. Ebenso auch die Frage, vor allem in Langzeitbeziehungen: *„Wie geht das, dass wir die Lust in unserer gemeinsamen Sexualität nicht verlieren?"*

Damit diese Wünsche in der Wirklichkeit eine Chance bekommen, müssen sowohl eine Reihe nicht sexueller wie auch sexueller Voraussetzungen stimmen.

Was sind günstige nicht sexuelle Voraussetzungen für die Partnerschaft? Dazu gehören:

- Wissen über Paarsexualität und über normale alters- und phasenspezifische Veränderungen
- Pflege einer positiven Gesprächskultur im Alltag
- Schaffung von Paar-Zeit und von Ritualen, die für Beständigkeit im Zusammenhalt sorgen
- Auseinandersetzung mit alten, ungeklärten Verletzungen
- Abgrenzung von Kindern, Eltern, Beruf etc.
- Abgrenzung gegenüber außerehelichen bzw. außerpartnerschaftlichen Versuchungen
- Arbeit an der eigenen Persönlichkeit.

Was sind günstige sexuelle Voraussetzungen für die Partnerschaft? Dazu gehören:

- Konstruktive Kommunikation über sexuelle Wünsche und Schwierigkeiten
- Arbeit an den eigenen sexuellen Schwierigkeiten

- Verbundenheit mit der lustvollen Seite in sich selbst (der „inneren lustvollen Frau", dem „inneren lustvollen Mann")
- In Kontaktsein mit der lustvollen Seite (der „inneren lustvollen Frau", dem „inneren lustvollen Mann") der Partnerin bzw. des Partners
- Konstruktiver Umgang mit Phasen der Unlust.

Über die Wissensvermittlung hinaus werde ich euch weitere Anregungen zur Selbsterfahrung in unterschiedlicher Form vorschlagen: Am Ende der Kapitel etwa gibt es Fragen zur Selbstreflexion, die euch einladen, über bestimmte, euch als Paar betreffende Themen nachzudenken. Günstig ist es, wenn ihr euch beide jeweils ein eigenes Heft o. Ä. als Selbsterfahrungsbuch anschafft, um eure ganz persönlichen Gedanken und Gefühle aufzuschreiben. Die Aufzeichnungen können euch auch als Spiegel eurer Veränderung dienen. Weiterhin werde ich euch Anregungen geben, bestimmte Übungen und Experimente auszuprobieren. Diese Fragen, Übungen und Experimente sind so aufgebaut, dass ihr sie teils zusammen, teils auch gesondert durchführt. Je nach Zusammenhang spreche ich euch also als Paar oder als Einzelpersonen an (hier dann in der „Du-Form").

Alle eure gewonnenen Erkenntnisse und Erfahrungen sollen dazu dienen, dass ihr zum einen am Ende eine Reihe von Ideen oder besser noch ein Konzept habt, wie eure gemeinsame Sexualität „funktioniert". Zum anderen geht es auch darum, wie du den Kontakt mit deiner „inneren lustvollen Frau" oder deinem „inneren lustvollen Mann" wahren kannst, v. a. aber auch den Kontakt zur „inneren lustvollen Frau“ deiner Partnerin bzw. zum „inneren lustvollen Mann“ deines Partners.

2. „Steckbrief“ Paarsexualität

In was für einer sexuellen Welt leben wir heute? In einer Welt mit einer Vielzahl sexueller Erlebnismöglichkeiten jenseits fester Beziehungen? Oder einer Sexualität, noch immer fest in der Hand langjähriger Paare?

Darüber kursieren viele Vorurteile und Mythen, die oft genug die eigenen geheimen Wünsche oder Befürchtungen spiegeln und die den Hintergrund von Paarkonflikten bilden. Wissenschaftliche Untersuchungen dagegen, die mit ihren Methoden versuchen, möglichst nah die objektive Wahrheit abzubilden, können uns zuverlässige Antworten geben. Damit erhalten auch sexuelle Wünsche, Erwartungen und Ansprüche eine realistische Orientierung.

Da die menschliche Sexualität ein komplexes Geschehen ist, suchen Sexualforscher*innen nach Wegen der Vereinfachung. Etwa, indem sie einen Ausschnitt wie die Anzahl der Sexualakte in einer definierten Zeiteinheit untersuchen, also wie häufig Befragte mit jemandem schlafen. Im Folgenden fasse ich Befunde aus verschiedenen Studien zusammen.

Wo findet Sex statt?

Laut einer deutschen Untersuchung, in der man die letzten vier Wochen vor der Befragung als Untersuchungszeitraum zugrunde gelegt hat, finden drei Viertel aller Sexualakte bei den 60-Jährigen unter Verheirateten statt, während der eheliche Sex bei den 30-Jährigen nur knapp ein Viertel aller Sexualakte ausmacht. Dies ist nicht weiter erstaunlich, denn die Ehe als Institution, die einst Sexualität überhaupt legitimierte, hat an Bedeutung verloren, während nicht konventionelle Beziehungsformen auf dem Vormarsch sind. Das bedeutet in der Konsequenz, dass sich zwar die Sexualität von der Ehe losgelöst hat, interessanterweise aber nicht von der festen Partnerschaft. Dafür spricht auch das Ergebnis, dass Singles, gleich welcher Altersgruppe, im Vergleich zu Verheirateten viel weniger Sexualakte haben. Ebenso ist der Anteil von Sexualakten in Außenbeziehungen (eine weitere untersuchte Frage) nochmals geringer.

Fazit: Als Voraussetzung, um mit jemandem schlafen zu können, braucht es in den allermeisten Fällen eine feste Beziehung.

Wie wichtig ist Sex in Beziehungen?

Zwei Drittel der Befragten einer Untersuchung äußern, dass sie Sexualität für wichtig oder für sehr wichtig halten, d. h., die meisten schätzen ihre Bedeutung als hoch ein. Differenziert man dieses Ergebnis jedoch, dann wird deutlich, dass die Männer der Sexualität einen höheren Stellenwert einräumen als die Frauen und die Jüngeren sie für bedeutsamer halten als die Älteren. Zu Beginn einer Beziehung (die ersten zwei Jahre) finden die meisten Frauen (85 %)

und Männer (92 %) Sexualität sehr wichtig. Im Verlaufe längerer Beziehungen nimmt die Wichtigkeit aber für beide kontinuierlich ab. Zwei Drittel der Frauen gegenüber 45 % der Männer mit über 30 Jahre alten Beziehungen halten die Sexualität für nicht mehr so wichtig oder unwichtig. Und dennoch bleibt die gemeinsame Sexualität für langjährige Paare als Symbol, noch immer ein Liebespaar zu sein, unersetzlich. Auf die Frage der Sexualforscher*innen, „Was haben Sie in Ihrer Beziehung verloren, was haben Sie Neues gewonnen?“, antworteten viele langjährige Paare sinngemäß: Verloren haben wir das Spontane und Überraschende, gewonnen haben wir Tiefe und Zufriedenheit.

Fazit: Die Abnahme der Sexualität eines Paares über die Jahre hinweg ist normal und weder die Folge einer Beziehungsstörung noch eine im klinischen Sinne sexuelle Störung.

Was wollen Frauen, was wollen Männer?

In einer Studie wurden die Häufigkeit des Geschlechtsverkehrs und die Bedeutung von Zärtlichkeit in Beziehungen untersucht. Obwohl es sich um eine studentische Stichprobe handelt, betonen die Forscher*innen die Gültigkeit der Ergebnisse auch für nicht studentische Paare: In den ersten sechs Monaten der Partnerschaft gaben die Befragten zunächst eine hohe Frequenz an, d. h., die Paare schliefen in den letzten vier Wochen (vor dem Befragungszeitpunkt) durchschnittlich etwa 13 Mal miteinander.

Nach acht Jahren Beziehung sank die Häufigkeit durchschnittlich auf die Hälfte, also etwa sechs Mal in den letzten vier Wochen. Selbst bei den 40 % der Paare, die anfangs besonders häufig sexuell aktiv waren (drei Mal wöchentlich und mehr), sank die Zahl deutlich ab und nur noch 10 % dieser Paare konnten die anfängliche Häufigkeit aufrechterhalten. Mit zunehmender Beziehungsdauer und Abnahme der sexuellen Aktivität bei der überwiegenden Zahl der Paare beklagte mindestens eine Partnerin oder ein Partner zunehmende Unzufriedenheit, meistens war das der Mann. Bei Frauen wiederum nahmen die Phasen sexuellen Desinteresses zu. Beide berichteten aber über eine Abnahme des sexuellen Glücks.

Wie erklären sich die Sexualforscher*innen diesen Verlauf?

Zu Beginn einer Partnerschaft sind die Wünsche insofern recht ähnlich, als beide etwa gleich häufig Zärtlichkeit und Sex wollen. Dann aber driften die Wünsche, einer Schere gleich, immer weiter auseinander, es kommt zu einer geschlechtsspezifischen Zuspitzung. Dabei bleibt „Oft Sex haben wollen" (wenn auch weniger als in jungen Jahren) für Männer ein zeitlich stabiler Wunsch, während er bei Frauen ständig abnimmt. Und „Einfach nur zärtlich sein wollen" bleibt bei Frauen ein durchgehend starker Wunsch (wenn auch weniger als in jungen Jahren), während er bei Männern ständig geringer wird. Frauen und Männer haben also tendenziell unterschiedliche Bedürfnisse, und es ist falsch, die relativ geringere weibliche Lust auf Sex als auch die relativ häufigere männliche Lust ausschließlich individuell zu begründen.

Im Beziehungsalltag mündet diese Bedürfnisdiskrepanz oft in einen unguten Kreislauf: Frauen haben keine Lust, weil Zärtlichkeit und Gespräche fehlen, Männer sind frustriert, weil sie erst „was bringen müssen", um mit Sexualität belohnt zu werden. Chronische Beziehungsprobleme entstehen jedoch erst dann, wenn die Bedürfnisdiskrepanz zu groß wird, der Umgang damit ungünstig ist und die Bedeutung von Sex als Kriterium einer guten Beziehung überschätzt wird.

In einer weiteren Studie untersuchte man noch ältere Paare: Man fand heraus, dass es sich nicht um ein vorübergehendes Phänomen handelt, sondern dass es sich über die weiteren Beziehungsjahre (bis 30 Jahre) hinweg fortsetzt, wenn auch die Schere weniger auseinanderklafft. Interessanterweise stießen die Sexualforscher*innen trotz Erwägung einer Reihe von Hypothesen auf keine befriedigenden Erklärungen.

Fazit: Erstens, Männer wollen Sex mit Zärtlichkeit, Frauen wollen Zärtlichkeit mit Sex, und diese Tendenz besteht, wenn auch weniger zugespitzt, bis ans Ende des Paarlebens. Zweitens, dieses Phänomen betrifft alle Paare gleichermaßen.

Was hält Beziehungen zusammen?

Mit zunehmender Etablierung der Beziehung tritt also die Wichtigkeit von Sexualität insgesamt zurück. Eine Erklärung ist, dass Sexualität während des Beziehungsaufbaus in vielen Fällen beziehungsstiftend wirkt, für den späteren Zusammenhalt jedoch diese Bedeutung verliert. Als das eigentlich Ausschlaggebende für den Zusammenhalt einer Beziehung auf Dauer rücken Frauen wie Männer eher emotionale Intensität, Nähe und Liebe sowie ein lebendiges Miteinander, basierend auf gemeinsamen Interessen und Freundschaft, ins Zentrum. Dagegen haben äußere Anker wie Finanzen, Besitz und religiöser Glaube an Gewicht verloren; das gilt auch für einen Zusammenhalt aus Gewohnheit.

Wie sehr klagen Paare über die Sexualität in ihrer Beziehung?

Es sind v. a. die Frauen quer durch alle Generationen, die sich sehr viel häufiger über die Sexualität in ihren Beziehungen beschweren und über „zu wenig Lust" (51 %) sowie Orgasmusprobleme (38 %) klagen, wobei auch 30 % der Männer über Erektionsprobleme klagen. Auch wenn es sich um Alltagsklagen und nicht um klinisch relevante Störungen handelt, schmälert dies nicht die Tatsache der Unzufriedenheit und des Unglücklichseins vieler Frauen.

Eine andere Untersuchung beschäftigte sich mit dem Zusammenhang von sexueller Zufriedenheit und Qualität der Partnerschaft und kommt zu folgendem Ergebnis: Weder Alter, Ehedauer noch Kinderzahl stehen in einem Zusammenhang mit dem Grad an sexueller (Un-)Zufriedenheit. Offenbar sind auch Paare in als befriedigend erlebten Beziehungen häufig sexuell unzufrieden, wobei der Unterschied zu gefährdeten Beziehungen hauptsächlich quantitativer und nicht qualitativer Art ist: Beide Gruppen von Paaren haben die gleichen sexuellen Probleme (Ärger oder Schwierigkeiten wegen sexueller Aktivitäten, unterschiedliche Wünsche in der Häufigkeit, Wünsche nach mehr Abwechslung, Schwierigkeiten in der sexuellen Kommunikation), zufriedene Paare haben jedoch diese Probleme weniger häufig. Die Erklärung hierfür lautet: Vermutlich verfügen zufriedene Paare eher über Ressourcen, mit diesen Schwierigkeiten in einer günstigen Art und Weise umzugehen.

Hat die sexuelle Experimentierfreudigkeit zugenommen?

Tendenziell lässt sich sagen, dass jüngere Jahrgänge experimentierfreudiger sind (z. B. hinsichtlich gemeinsamen Pornokonsums, Reizwäsche, Sex in der Öffentlichkeit, Gebrauch eines Dildos etc.). Allerdings widersprechen die Daten Mediendarstellungen einer sexlüsternen und enthemmten Generation. Sexpraktiken wie Gruppensex, Partnertausch, Aufsuchen von Swingerklubs, Sadomaso-Praktiken, Cross-Dressing, Sex-Chats und Telefonsex sind nur für eine kleine Minderheit von Interesse.

Welche Bedeutung hat Selbstbefriedigung in festen Beziehungen?

Während Selbstbefriedigung früher als Ersatzbefriedigung galt, wird sie heutzutage als eine eigenständige Sexualpraktik betrachtet. Bei jüngeren Männern in festen Beziehungen etwa spielt sie eine große Rolle, fast jede zweite sexuelle Aktivität ist Selbstbefriedigung, während es bei jüngeren Frauen nur ca. jede vierte sexuelle Handlung betrifft. Bei älteren Männern und Frauen spielt Selbstbefriedigung neben der Paarsexualität nur eine geringe Rolle.

Fragen zur Selbstreflexion

Gedankenaustausch

Es wäre nicht erstaunlich, wenn ihr beim Lesen des „Steckbriefs" begonnen habt zu überlegen, wo eure Partnerschaft übereinstimmt und wo nicht. Diese Befunde bieten eine gute Grundlage, in einen Gedankenaustausch einzutreten.

Zeitrahmen: ca. 60 Minuten

Durchführung:

1. Schritt: Am besten lest ihr beide nochmals den Text in aller Ruhe durch und macht in eurem eigenen Heft Notizen über eure Überlegungen, Gefühle, Zweifel, Einfälle etc.

2. Schritt: Stellt euch danach eure Überlegungen gegenseitig vor.

3. Schritt: Stellt euch gegenseitig Fragen.

4. Schritt: Zieht am Ende ein Resümee darüber, was ihr in diesem Gedankenaustausch gelernt habt.

Erwartungen an die Ehe bzw. dauerhafte Partnerschaft

Viele Menschen wollen zwar in einer glücklichen Partnerschaft leben, haben aber Mühe, ihre diesbezüglichen Vorstellungen zu formulieren. In der Beschäftigung mit den Fragen auf dem Arbeitsblatt weiter unten könnt ihr mehr Klarheit über die gegenseitigen Erwartungen gewinnen. Es gibt dabei kein „richtig“ oder „falsch“, vielmehr kommt es darauf an, über Gemeinsamkeiten und Unterschiede in einen Austausch zu treten. Dieses Arbeitsblatt hilft auch, eigene Widersprüche bewusster wahrzunehmen („Zwar will ich nicht, dass meine Partnerin oder mein Partner vor mir Geheimnisse hat, ich selber möchte mir aber dieses Recht nehmen“). Außerdem helfen die Fragen, sich klarer darüber zu werden, wann und warum man manchmal von seinen eigenen grundsätzlichen Überzeugungen abweicht („Grundsätzlich finde ich, man sollte sich alles verzeihen, aber ...“). Der vertiefte Austausch über eure Vorstellungen zur Partnerschaft kann euch auch deutlicher machen, wo ihr vielleicht um mehr Übereinstimmung ringen solltet, um zukünftigen Missverständnissen vorzubeugen.

Zeitrahmen: ca. 90 Minuten

Material: Arbeitsblatt: Erwartungen an die Ehe/eine dauerhafte Partnerschaft

Vorbereitung: Bitte kopiert das Arbeitsblatt, damit ihr es beide gesondert ausfüllen könnt.

Durchführung:

1. Schritt: Du suchst dir – wie auch deine Partnerin oder dein Partner – einen Platz, an dem du ungestört das Arbeitsblatt ausfüllen kannst. Kreuze zunächst deine grundsätzliche Einstellung an. Gehe dann die Liste ein zweites Mal durch und überlege folgende Gesichtspunkte: Erwarte ich die auf der Liste aufgeführten Punkte genauso von mir wie von meiner Partnerin/meinem Partner oder mache ich Unterschiede? Und: Gibt es Ausnahmen und Abweichungen bei meiner grundsätzlichen Einstellung? Markiere diese Punkte gesondert, um sie später im Austausch zur Diskussion zu stellen (ca. 30 Minuten).

2. Schritt: Vergleicht, wo ihr Gemeinsamkeiten, wo ihr Unterschiede herausgefunden habt. Tauscht euch darüber aus, wie es euch damit geht, ob ihr z. B. von dem Ergebnis überrascht wart oder dies erwartet habt.

3. Schritt: Vertieft einzelne Gemeinsamkeiten und Unterschiede, die euch besonders wichtig sind. Tauscht euch auch darüber aus, wo ihr Widersprüche bei euch selbst entdeckt habt und z. B. etwas von eurer Partnerin oder eurem Partner erwartet, von euch selbst aber nicht. Sprecht über Abweichungen und Ausnahmen von eurer grundsätzlichen Haltung.

4. Schritt: Zieht ein Resümee, was ihr über euch selbst und eure Beziehung gelernt habt.

Arbeitsblatt: Erwartungen an die Ehe/ eine dauerhafte Partnerschaft

(Sanders, 2000, S. 239ff.)

Ich erwarte von einer Partnerschaft/Ehe,	*ja*	*nein*
1. *dass sie ein Leben lang hält.*	☐	☐
2. *dass ich auf manches verzichten muss.*	☐	☐
3. *dass es nur ganz selten Streit gibt.*	☐	☐
4. *dass sexuelle Treue das Wichtigste für beide ist.*	☐	☐
5. *dass man keine Geheimnisse voreinander hat.*	☐	☐
6. *dass ich mich auf meine Partnerin/ meinen Partner absolut verlassen kann.*	☐	☐
7. *dass man sich in einer Partnerschaft alles einander verzeiht.*	☐	☐
8. *dass man gerade in schlechten Zeiten zusammenhält.*	☐	☐
9. *dass ich genügend Zeit und Freiraum für mich alleine habe.*	☐	☐
10. *dass man sich die Alltagsarbeit (Haushalt etc.) gerecht teilt.*	☐	☐
11. *dass beide auch mal getrennt Urlaub machen können.*	☐	☐
12. *dass beide viele gemeinsame Freunde haben.*	☐	☐

13. *dass man auch eigene Freundinnen und Freunde hat.* ☐ ☐

14. *dass es wichtig ist, eine eigene Meinung zu haben, auch wenn sie die meiner Partnerin/meines Partners widerspricht.* ☐ ☐

15. *dass eine Mutter mit kleinen Kindern nur dann berufstätig ist, wenn die Familie auf das Geld angewiesen ist.* ☐ ☐

16. *dass ich mich selbst verwirklichen kann.* ☐ ☐

17. *dass beide viele gemeinsame Interessen und Aktivitäten haben.* ☐ ☐

18. *dass meine Partnerin die beste Freundin/ mein Partner der beste Freund ist.* ☐ ☐

19. *dass ein Paar in finanziell gesicherten Verhältnissen lebt.* ☐ ☐

20. *dass die Kindererziehung Aufgabe der Mutter ist.* ☐ ☐

21. *dass ein Paar gegenüber den Verwandten (vor allem den Eltern) zusammenhält.* ☐ ☐

22. *dass gemeinsame Ideale für beide ganz wichtig sind.* ☐ ☐

23. *dass in erster Linie der Mann für den Lebensunterhalt der Familie verantwortlich ist.* ☐ ☐

24. *dass es immer wieder mal romantische Situationen gibt.* ☐ ☐

25. *dass lustvoller Sex zentral in einer gelingenden Ehe und Partnerschaft ist.* ☐ ☐

26. *dass in erster Linie die eigene Partnerin/ der eigene Partner mich glücklich macht.* ☐ ☐
27. *dass ich auch mal zurückstecken muss, wenn meine Partnerin/mein Partner etwas erreichen will.* ☐ ☐
28. *dass man auch mal um die Partnerin/ den Partner kämpfen muss.* ☐ ☐
29. *dass ein Paar Schwierigkeiten und Probleme unter sich alleine klärt.* ☐ ☐
30. *dass Kinder zu einer richtigen Partnerschaft/Ehe gehören.* ☐ ☐
31. *dass beide zum Lebensunterhalt beitragen.* ☐ ☐
32. *dass man als Paar öfter mal etwas gemeinsam unternimmt.* ☐ ☐
33. *dass man sich in finanziellen Schwierigkeiten von den Eltern helfen lässt.* ☐ ☐
34. *dass man eher Streit vermeidet und sich gütlich einigt.* ☐ ☐
35. *dass man in der Kindererziehung an einem Strang zieht.* ☐ ☐
36. *dass man voreinander begründet, wofür man das Geld ausgibt.* ☐ ☐
37. *dass im Großen und Ganzen der Mann das Sagen in Familienangelegenheiten hat.* ☐ ☐
38. *dass die Partnerschaft/Ehe der Eltern ein Vorbild ist, das starken Einfluss auf die eigene Beziehungsgestaltung hat.* ☐ ☐

39. *dass man möglichst häufig die Freizeit zusammen verbringt.* ☐ ☐

40. *dass Lust beim Sex ein längerer Lernprozess ist.* ☐ ☐

41. *dass die Frau für den Haushalt verantwortlich ist.* ☐ ☐

3. Das Nachlassen sexueller Lust ist normal!

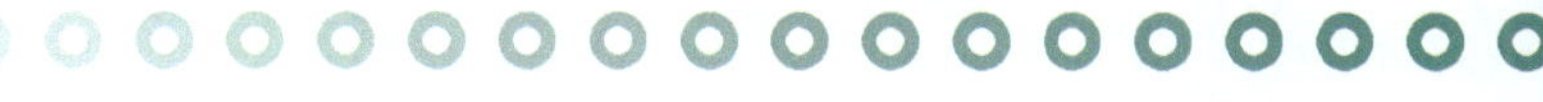

Bisher haben wir also gelernt, dass das Nachlassen der sexuellen Lust im Laufe von Beziehungen normal ist. Zwar ähneln sich die sexuellen Bedürfnisse vieler Paare zu Anfang, dann aber beginnen sich zunehmend die geschlechtstypischen Unterschiede durchzusetzen. Männer wie Frauen leiden unter der nachlassenden Lust, es sind aber mehr die Frauen, die über den Verlust ihrer eigenen sexuellen Lust klagen.

Zunächst möchte ich ausführen, wie sich die normalen, vielfältigen Bedingungen über die Lebensphasen hinweg auf die Paarsexualität (hier am Beispiel heterosexueller Paare mit Kindern) auswirken. Danach möchte ich euch die Haltung eines amerikanischen Sexualtherapeuten, David Schnarch, näherbringen, der die Ansicht vertritt, dass Sexualität in einer langfristigen Partnerschaft nur dann befriedigend bleibt, wenn sich beide persönlich weiterentwickeln.

3.1 Paarphasen in der Lebensspanne

Junge Lieben

Bevor es „ernst“ und an Familiengründung gedacht wird, haben die meisten jungen Frauen und Männer schon eine

Reihe von sexuellen Beziehungserfahrungen hinter sich. Zu Beginn einer Partnerschaft haben beide oft viel Lust auf Sex, überdies ist noch relativ viel Zeit vorhanden und beide ergreifen gleichberechtigt die Initiative. Nach dem Muster der seriellen Monogamie strukturiert (feste Partnerschaften erfolgen nacheinander), bleibt das Paar in diesen Partnerschaften nur so lange zusammen, wie sich beide wohlfühlen. Da beide in der Regel berufsorientiert sind, erübrigt sich eine geschlechtstypische Arbeitsteilung zu diesem Zeitpunkt. Nach welchen Regeln die Beziehung gelebt wird, ist weniger durch traditionelle Vorgaben definiert – das Paar selbst verhandelt den Beziehungsrahmen. Für manche ist Sexualität aus biografischen Gründen schwierig, aber oft eröffnen sich Entwicklungsmöglichkeiten innerhalb einer Beziehung. Wenn eine Problemlösung nicht gelingt, kommt es häufig zu einer Trennung. Nicht immer löst jedoch eine neue Partnerschaft das sexuelle Problem, v. a. wenn es um ein persönliches sexuelles Problem geht. Es kann sich dann über weitere Lebensphasen ziehen und sich als Beziehungsproblem wiederholen.

Glückliche Eltern, frustrierte Paare

Nach der Geburt des ersten Kindes kommt es zu beträchtlichen Veränderungen, die Anforderungen des Alltags kollidieren mit den Bedürfnissen des Paares und beide Teile müssen sich neu einstellen. Aus wissenschaftlichen Studien weiß man, dass die Paare im Alltag weiterhin Zärtlichkeiten austauschen, für Sexualität allerdings oft kein Raum, keine Zeit und keine Energie mehr bleibt. Sexuelle Probleme, die aus dieser Situation heraus erwachsen, werden von den Paaren jedoch als vorübergehend und deshalb als weniger belastend verbucht. Tatsächlich weiß man auch aus Studien, dass in der Schwangerschaft und da besonders im letzten Drittel bei den meisten Paaren die sexuellen Aktivitäten drastisch abnehmen, sich in den ersten drei Monaten nach der Geburt um den Nullpunkt herum bewegen, um dann allmählich wieder anzusteigen. Konstant über den gesamten Zeitraum der Schwangerschaft und die ersten Monate nach der Geburt bleibt die Selbstbefriedigung bei Männern; die Selbstbefriedigung bei Frauen pendelt sich währenddessen um zwei- bis dreimal monatlich während der Schwangerschaft ein, sinkt in den drei ersten Monaten nach der Geburt und steigt dann langsam wieder an.

Unzählige Ratgeber trösten, dass sich in sechs oder acht Monaten, spätestens aber nach einem Jahr, wenn das Kind „aus dem Gröbsten raus ist", die Lust schon wieder einstellt. Tatsächlich ist es wichtig, dass Eltern ihre Interessen als Paar – und hier sind aus Sicht der Partnerin wie des Partners besonders die sexuellen betroffen – nicht auf Dauer vernachlässigen; stattdessen ist es von Vorteil, offen über die eigenen Gefühle und Bedürfnisse zu sprechen, um dem Risiko der Entfremdung entgegenzuwirken.

Mittlere Jahre

Paare, denen es gelingt, ihre Beziehung bis in die mittleren Jahre zu erhalten, haben sich in der Regel äußere (z. B.

gemeinsamer Besitz) und innere Bedingungen zur Absicherung (z. B. gemeinsame Paargeschichte, Werte, Ziele) geschaffen. Auch Kinder machen die Beziehung schwerer aufkündbar. Sex ist in dieser Phase nicht mehr ganz so wichtig wie in der Anfangsphase, aber laut einer Studie gibt die Mehrheit der 45- bis 54-jährigen Männer (64,5 %) und Frauen (61,2 %) eine allgemeine Zufriedenheit mit ihrem Sexualleben an.

Tatsächlich scheint die Paarsexualität aber auch schwieriger zu werden. In einer Untersuchung klagten befragte 45-jährige Frauen und Männer häufiger über problematische Beziehungskonstellationen und über die Unvereinbarkeit sexueller Wünsche: Männer wünschen sich mehr Sexualität, Frauen wünschen sich mehr Zärtlichkeit, wodurch ein die Beziehung belastendes Konfliktpotenzial entstehen kann. Dabei kann bereits in den mittleren Jahren das sexuelle Interesse der Männer sinken und ihre sexuelle Reaktionsfähigkeit nachlassen. Demgegenüber haben mehr Frauen im Laufe der Jahre herausgefunden, wie sie zum Orgasmus kommen können, was ihre Genussfähigkeit erhöht.

Nichtsdestotrotz klagen viele Frauen in dieser Lebensphase über zu viele Belastungen durch Zeitmangel, Stress, Kinder, Beruf etc., was sie als gewichtige, Lust dämpfende Faktoren anführen.

Liebe und Sex im frühen und späten Alter

Noch immer gibt es zu wenig Untersuchungen zur Alterssexualität, obwohl die Zahl weiterhin an Sexualität interessierter älterer Frauen und Männer, u. a. dank eines insgesamt verbesserten Gesundheitszustandes, gestiegen ist. Die meisten vorhandenen Studien nehmen allerdings Ehepaare in den Blick, ohne die demografischen Besonderheiten (die große Zahl Alleinstehender und die Vielzahl der Lebensformen) zu berücksichtigen:

Immerhin ca. 70 % der über 60-jährigen Frauen leben allein, während nur 30 % der über 60-jährigen Männer ohne Partnerin sind. Dabei weiß man aus wissenschaftlichen Studien, dass die weibliche Sexualität stärker als die männliche beziehungsbezogen ist, d. h., ohne Partner praktizieren die meisten Frauen keine Sexualität mehr.

Eine zweite Gruppe betrifft Paare, die im Alter noch eine Beziehung eingegangen sind; ein Teil dieser Gruppe wünscht keine Ehe, ein anderer Teil macht die sogenannten jungverheirateten Alten aus. Laut einer Untersuchung, in der man ältere Frauen in neuen Ehen befragte, gab knapp die Hälfte an, dass ihnen die sexuelle Seite ihrer Partnerschaft sehr wichtig ist.

Langjährige, alte Paare stehen vor der Herausforderung, sich auf die altersbedingten Veränderungen einstellen zu müssen. Insbesondere ändert sich die sexuelle Reaktion des Mannes, Erektionsstörungen treten häufiger auf oder die Erektion kommt ganz zum Erliegen, die Ejakulation wird weniger intensiv erlebt und die Refraktärzeit dauert länger. Für viele Männer sind dies belastende Faktoren, die auch den Selbstwert angreifen. Manche Männer behelfen sich mit Viagra, andere lehnen die medikamentöse Hilfe ab, vermehrt suchen auch ältere Männer eine Sexualtherapie auf. Demgegenüber ist das sexuelle körperliche Vermögen von Frauen recht stabil, sieht man von der vaginalen Trockenheit und der Verdünnung der Vaginalhaut ab. Die Orgasmusfähigkeit bleibt weiterhin erhalten, allerdings ist der Verlust des Eisprungs als Quelle der Lust für viele Frauen beklagenswert.

3.2 Sexuelles Begehren und persönliches Wachstum

Wie bereits erwähnt, geht der amerikanische Sexualtherapeut David Schnarch von der Auffassung aus, dass das Nachlassen des sexuellen Begehrens in einer Partnerschaft ein normaler Prozess ist. Sexuelles Begehren, sagt er, kann nur dann aufrechterhalten werden, wenn sich ein Paar in einen lebenslangen persönlichen sowie gemeinsamen Wachstumsprozess begibt. Hier zunächst einige seiner wichtigsten Hypothesen, die ich später noch weiter ausführen werde (siehe Kap. 5).

Begehren nach Sex, Begehren beim Sex

Seiner Auffassung nach haben viele Menschen ein reduziertes Verständnis von Sexualität, d.h., sie glauben, es sei ein biologischer Trieb, der entladen werden muss, also ein Verlangen *nach* Sex. Dagegen stellt Schnarch dar, dass Sexualität primär etwas ist, das zwischen zwei Menschen geschieht, dass also das Verlangen *beim* Sex entsteht und die sexuelle Begegnung begleitet. Seiner Ansicht nach kann die emotionale Verbundenheit in hohem Maße erregend wirken, während im Gegenteil der Mangel an Verbundenheit auf Lust und Erregung dämpfend wirkt.

Verbundenheit mit sich selbst

Die Voraussetzung dafür ist, dass Berührungen aus einer inneren Verbundenheit mit sich selbst erfolgen; denn jemand, der gestreichelt wird, spürt, wenn es mechanisch oder technisch wird. Schnarch begründet das so: Es macht einen Unterschied, ob jemand aus dem besten oder schwächsten Teil seiner Persönlichkeit heraus berührt. Wenn sich jemand unsicher („Ich bin kein guter Liebhaber") oder unzulänglich („Er findet mich bestimmt nicht attraktiv") fühlt, handelt diese Person aus ihrer schwachen Seite heraus, und ihre Berührungen werden anders sein, als wenn sie sich stark fühlt und mit sich selbst verbunden ist. Zugespitzt zeigt sich die schwache Seite dann, wenn eine Person die Rolle als „Sex Performer*in" spielt, also eine Rolle wie aus einem Porno; Sex wird dann zu einem Rollenspiel, die Echtheit eines Menschen und seine Authentizität sind der Rolle untergeordnet.

Verkoppelung von Lust und Nähe

Während in jungen Jahren die Sexualität von Paaren von Triebimpulsen und Sinnesreizen gesteuert wird, muss diese Funktion im Laufe der Zeit mehr und mehr entkoppelt und dagegen mit Nähe und Verbundenheit und dem Verlangen nacheinander verkoppelt werden. Dabei tritt das Paar in einen gemeinsamen Wachstums- oder Reifeprozess ein, in dem es sich zunehmend emotional miteinander verbindet, wodurch sich auch das sexuelle Begehren aufeinander ausrichtet. Paare lernen dabei, Lust um ihrer selbst willen zu genießen, diese speist sich aus der Art und Weise, wie Partnerin und Partner miteinander in Beziehung treten.

Während bei jüngeren Paaren oder solchen, die in ihrem Wachstumsprozess noch nicht weit vorangeschritten sind, viele Männer Liebe gegen Sex eintauschen und Frauen umgekehrt Sex gegen Liebe, ändert sich das mit zunehmender persönlicher Reife: Bei Männern wächst das Interesse an Intimität und emotionaler Verbundenheit, bei Frauen wächst der sexuelle Genuss, sodass die Bedürfnisse immer ähnlicher werden.

Treten Paare nicht in einen Wachstumsprozess ein und die Erregbarkeit bleibt in hohem Maße an den biologischen Sexualtrieb gekoppelt, dann werden sexuelle Begegnungen an Intensität verlieren und stärkere genitale Stimulierung wird mit zunehmendem Alter notwendig, um zum Orgasmus zu kommen.

Schnarchs Hypothesen darüber, wie sich langfristig sexuelles Begehren in einer Partnerschaft erhält, sind möglicherweise deshalb irritierend, weil er nicht der Auffassung ist, dass ein Paar Übungen und Techniken erlernen muss, um die Lust anzukurbeln. Diese Auffassung dominierte für lange Zeit die Sexualtherapie. Im Gegensatz hierzu sagt er, dass alles in der Beziehung selbst liegt, dass also die emotionale Dynamik des Miteinanders das sexuelle Begehren entfacht, vorausgesetzt, eine Frau/ein Mann ist gut mit sich selbst und das Paar gut miteinander verbunden. Ich stimme Schnarch in weiten Teilen seiner Theorie zu, denke aber dennoch, dass Experimente, so wie ich sie verstehe, für viele Paare sehr hilfreich sind (siehe Kap. 6).

Fragen zur Selbstreflexion

Für viele langjährige Paare ist es hilfreich, sich immer mal wieder die glücklichen Ereignisse in der gemeinsamen Paargeschichte zu vergegenwärtigen. Die folgenden Fragen helfen, euch nochmals an die verschiedenen Phasen zu erinnern, etwa wie und warum ihr ein Paar geworden seid oder wie sich eure Sexualität verändert hat, und sie rufen euch die Liebe und die Wünsche in Erinnerung, die euch einmal dazu gebracht haben, ein gemeinsames Leben zu beginnen. Im darauffolgenden Teil helfen euch weitere Frage- und Aufgabenstellungen, die Gemeinsamkeiten und Unterschiede in eurer Beziehungsphilosophie zu klären.

Die Geschichte unserer Beziehung

(Gottman, 2020, S. 91ff., leicht modifiziert)

Die meisten Fragen passen für Paare, egal ob verheiratet oder nicht. Manche Fragen passen nur für Verheiratete, manche nur für Eltern.

1. *Sprecht darüber, wie ihr euch kennengelernt habt und zusammengekommen seid. Gab es etwas an deiner*

Partnerin/deinem Partner, was deine Aufmerksamkeit besonders gefangen nahm? Was waren eure ersten Eindrücke voneinander?

2. *Was wisst ihr noch aus der Zeit, als ihr zuerst miteinander ausgingt? Was war besonders? Wie lange kanntet ihr einander, ehe ihr geheiratet habt? Was wisst ihr noch aus dieser Zeit? Welche besonderen Ereignisse gab es? Welche Spannungen? Was unternahmt ihr gemeinsam?*
3. *Sprecht darüber, wie ihr euch entschlossen habt zu heiraten. Warum wolltest du unter allen Menschen ausgerechnet diese/diesen heiraten? War es eine leichte Entscheidung? War sie schwer? Liebtet ihr einander? Sprecht über diese Zeit.*
4. *Erinnert ihr euch an eure Hochzeit? Sprecht miteinander über eure Erinnerungen. Hattet ihr Flitterwochen? Woran erinnert ihr euch noch?*
5. *Was wisst ihr noch vom ersten Ehejahr? Gab es irgendwelche Anpassungen, die ihr vornehmen musstet?*
6. *Wie verlief eure Veränderung durch die Elternschaft? Sprecht miteinander über diese Zeit in eurer Ehe. Wie war das für euch beide?*
7. *Wenn ihr auf die vergangenen Jahre zurückblickt, welche Momente erinnert ihr dann als die wirklich glücklichen Zeiten eurer Partnerschaft/Ehe? Was bedeutet eine gute Zeit für euch als Paar? Hat sich das über die Jahre hin verändert?*

8. *Viele Beziehungen machen gute und schlechte Zeiten durch. Würdet ihr sagen, dass dieser Satz auch auf eure Partnerschaft/Ehe zutrifft? Könntet ihr einige dieser Perioden beschreiben?*
9. *Wenn ihr auf die vergangenen Jahre zurückblickt, welche Momente erinnert ihr dann als die wirklich schweren Zeiten eurer Partnerschaft/Ehe? Warum seid ihr zusammengeblieben? Wie habt ihr diese schwere Zeit durchgestanden?*
10. *Die Sexualität eines Paares unterliegt den Bedingungen verschiedener Lebensphasen. Geht die Lebensphasen (siehe Kap. 3.1) noch einmal durch und sprecht darüber, wie ihr euer gemeinsames Sexualleben in Erinnerung habt. Was war das Schöne, das Schwierige, das Besondere in dieser Zeit? Welche Lebensbedingungen haben eure Sexualität jeweils geprägt?*
11. *Habt ihr aufgehört, Dinge zusammen zu unternehmen, obwohl das früher einmal Spaß machte? Sprecht miteinander darüber.*

Unsere Partnerschafts- oder Ehephilosophie
(Gottman, 2020, S. 93, leicht modifiziert)

Material: Papier und Stifte

Durchführung:
1. Schritt: Sprecht miteinander darüber, warum ihr glaubt, dass manche Ehen/Partnerschaften funktionie-

ren und manche nicht. Beurteilt gemeinsam, welche von den Paaren, die ihr kennt, besonders gute Ehen/Partnerschaften führen und welche besonders schlechte. Was ist der Unterschied zwischen beiden? Wie würdet ihr eure eigene Beziehung im Vergleich einschätzen?

2. Schritt: Sprecht miteinander über die Ehen/Partnerschaften eurer Eltern. Würdet ihr sagen, dass sie eurer eigenen Ehe/Partnerschaft sehr ähnlich oder sehr unähnlich sind?

3. Schritt: Zeichnet ein Schaubild von der Geschichte eurer Ehe/Partnerschaft, mit ihren wichtigsten Wendepunkten, ihren Hoch- und Tiefpunkten. Welche Zeiten waren die glücklichsten für euch? Wie hat sich die Ehe/Partnerschaft im Laufe der Zeit verändert?

4. Schritt: Sprecht miteinander darüber, warum ihr glaubt, dass manche Paare ihre Sexualität gut, manche nicht gut hinbekommen. Was ist der Unterschied zwischen beiden? Wie würdet ihr eure eigene Beziehung im Vergleich mit diesen einschätzen?

4. Arbeit an der nicht sexuellen Beziehung

Eine gelingende Kommunikation wird in vielen Studien als ein Dreh- und Angelpunkt für die Zufriedenheit in einer Partnerschaft genannt: Zufrieden sind Paare, wenn es ihnen gelingt, eine Gesprächskultur zu schaffen, in der man freundlich miteinander spricht, einander anerkennt, sich Gefühle und Bedürfnisse offen mitteilt sowie Ärger und Konflikte austragen kann, ohne dass es zu fruchtlosen Zuspitzungen kommt.

Eine weitere Studie beschäftigte sich mit der Frage, ob Männer und Frauen unterschiedliche Probleme und Konfliktursachen in Partnerschaften wahrnehmen oder nicht. Es zeigte sich in den drei Spitzenpositionen eine erstaunliche Übereinstimmung: Kommunikation bzw. gemeinsame Gespräche, Sexualität und Zuwendung in der Partnerschaft wurden übereinstimmend als die am meisten konfliktbelasteten Bereiche eingestuft. Anders gesagt gelingt eine Beziehung eher,

- wenn ein Paar gut miteinander sprechen kann
- wenn es sexuell harmoniert
- wenn es sich einander immer wieder liebevoll zuwendet.

Außer der Kommunikation gibt es aber noch eine Reihe weiterer Indikatoren, die für die Beziehungszufriedenheit von großem Wert sind. Konzentrieren werde ich mich neben der Gesprächskultur auf Beziehungsressourcen (gegenseitige Rücksichtnahme, Respekt und Pflege von Glaube an die Partnerschaft sowie Liebe) und auf zärtlichen Körperkontakt.

4.1 (Wieder-)Herstellung einer guten Gesprächskultur

Auch John Gottman, ein amerikanischer Paarforscher und Paartherapeut, ist der Überzeugung, dass der Grad der Ehezufriedenheit sowie der Grad der Stabilität einer Ehe in hohem Maße von der Kommunikation abhängen. Er untersuchte mit seinem Team diskutierende Paare, die sich zuvor als glücklich bzw. unglücklich eingestuft hatten. Die Forscher*innen konnten daraufhin eine Reihe von Kommunikationsmustern identifizieren:

- Glückliche Paare verhielten sich nonverbal wesentlich positiver, wenn sie z. B. Blickkontakt hielten oder sich anlächelten. Beide sprachen häufiger über ihre Bedürfnisse, Gedanken und Gefühle, und sie vermittelten ihrem Gegenüber öfter, dass sie ihn und seine Äußerungen akzeptierten.
- Unglückliche Paare dagegen verhielten sich nonverbal negativer zueinander, kritisierten und werteten sich

gegenseitig häufiger ab, stimmten den Äußerungen ihres Gegenübers seltener zu und rechtfertigten sich öfter.

- Der markanteste Unterschied zeigte sich im Umgang mit Konflikten: Paare, die sich als glücklich bezeichneten, gelang es in der Regel nach vier Eskalationen, in denen sie sich gegenseitig kritisierten, sich Vorwürfe machten, beschuldigten, drohten oder rechtfertigten, den Streit abzubrechen.
- Paare, die mittelmäßig mit ihrer Ehe zufrieden waren, konnten sich nach acht negativen Zuspitzungen aus dem Konflikt lösen, unglückliche Paare dagegen verharrten viel länger in diesem negativen Zirkel.

Weitere ungünstige Kommunikationsmuster mit weitreichenden Konsequenzen waren:

- Bei manchen Paaren trat die Frau – aus der Sicht des Mannes – als „emotionale Verfolgerin“ auf, indem sie erwartete, dass er seine Gedanken und Gefühle offenbarte. Die Reaktion des Mannes war – aus Sicht der Frau –, dass er sich „auf die Flucht“ begab.
- Bei anderen Paaren waren wichtige Themen (wie z. B. Sexualität oder bestimmte sexuelle Aspekte) aus der Kommunikation ausgeschlossen und wurden tabuisiert.

Die Paarforscher*innen beobachteten, dass sich bei beiden Mustern die Paare zur Konfliktvermeidung aus dem Weg gingen und Gespräche nur reduziert stattfanden, besonders persönliche Themen wurden ausgespart. Die zunehmende Distanz spiegelte sich auch in der Abnahme des Körperkontakts sowie im Nachlassen und letztendlichen Erlöschen der gemeinsamen Sexualität.

Fazit aus dem Beschriebenen:

1. Es ist günstig, wenn das Paar eine positive und zugewandte Kommunikation verwirklichen kann.
2. Ein Paar braucht konstruktive Konfliktlösestrategien.
3. Es ist wichtig, gleichberechtigt zu kommunizieren.
4. Tabuthemen müssen wieder kommunizierbar werden.

Um diese Prinzipien zu verwirklichen, werde ich euch in Kapitel 6.1 Gesprächsübungen vorschlagen, mit denen ihr experimentieren könnt. Zum „Anwärmen“ findet ihr hier am Ende dieses Kapitels zunächst zwei Fragebogen mit spielerischem Charakter, die sogenannten „Partnerschafts-Landkarten“, anhand derer ihr herausfinden könnt, wie gut ihr euch kennt.

4.2 Beziehungsressourcen aktivieren

Gegenseitige Rücksichtnahme und Respekt

Laut einer Untersuchung erhöht sich bei Frauen die Zufriedenheit in der Ehe, wenn eine gerechte Arbeitsteilung bei Haushalt und Kindererziehung besteht. Offensichtlich wirkt sich die größere Zufriedenheit der Frauen indirekt auf die sexuelle Aktivität aus: Nähe, auch zur Initiierung sexueller Aktivitäten, ist unkomplizierter herzustellen, der tägliche Ärger, etwa über den im Haushalt nicht unterstützenden Partner, fällt weg, die Stimmung der Frauen ist positiver und dies eröffnet Raum für genussvolles Zusammensein.

Männer ticken prinzipiell nicht anders, auch sie sind sexuell aktiver, wenn sie sich durch Beziehungskonflikte weniger belastet fühlen. Aus Gottmans Untersuchungen weiß man, dass ein ehelicher Streit eine Art körperlicher Alarmzustand hervorruft, der Männer physisch mehr fordert als Frauen: Tatsächlich reagiert das männliche Herz-Kreislauf-System stärker auf äußere Einflüsse und erholt sich langsamer von Stress als das weibliche. Wenn man weiblichen und männlichen Versuchspersonen durch einen lauten Knall Stress induziert, schlägt das männliche Herz schneller und länger auf dieser erhöhten Herzschlagfrequenz. Gottman erklärt diesen Befund mit dem unterschiedlichen evolutionären Erbe. Demnach scheinen Männer also von Konflikten eher überflutet zu werden als Frauen. Kein Wunder, dass sie – eher als Frauen – Konflikte vermeiden. Was viele Frauen aber in ihrer Unzufriedenheit dazu verführt, den Partner der Konfliktvermeidung zu bezichtigen, was den Tatsachen entsprechen mag, aber aus anderen Gründen, als von den Frauen vermutet. Den Partner zu Konfliktgesprächen zu drängen, hält den Kreislauf ungünstigen Kommunizierens aufrecht, sodass am Schluss beide über ihr Gegenüber frustriert sind.

Was folgt daraus? Eine respektvolle Anerkennung für die traditionell weibliche Arbeit seitens der Männer sowie deren aktiver Beitrag in der Kindererziehung und im Haushalt sind zum einen eine günstige Haltung, um die Beziehungsatmosphäre zu verbessern und die weibliche Lust nicht zu behindern. Zum anderen weist die Paarforschung Gottmans darauf hin, dass eine achtsame Haltung sich selbst gegenüber (um des „empfindlicheren" Herzens und Kreislaufs willen) für Männer eine kluge Anpassungsstrategie ist. Die Botschaft an Frauen ist ebenso klar, dass emotionale Verfolgungsjagden kontraproduktiv sind, weil sie den Partner überfluten und sich langfristig gesundheitsschädlich auswirken können. Damit Gespräche, und v. a. Konfliktgespräche, positiv wirken können, müssen bestimmte Prinzipien und Regeln umgesetzt werden („Konstruktive Auseinandersetzung", siehe Kap. 6.1.1).

Pflege der Ressourcen (Glaube, Liebe)

Die eheliche Zufriedenheit wird befördert, wenn das Paar an seine Ehe *glaubt* und beispielsweise seine gemeinsame vergangene, gegenwärtige und zukünftige Geschichte positiv bewertet, also eine Art positive Legende entwickelt. In Gesprächen, in denen ein Paar seine Vergangenheit wieder aufleben lässt, „erfindet" es seine gemeinsame Geschichte immer wieder aufs Neue und bekräftigt den Glauben an seine unverwechselbare Identität. Was vor hundert Jahren noch vor dem prasselnden Herdfeuer gemeinsam erlebt wurde, hat heute starke Konkurrenz durch TV, Internet, Handy und andere Zerstreuungen erfahren. Heute muss sich ein Paar entspannungsfördernde Zeit-Räume bewusst schaffen (siehe „Zeitkuchen", Kap. 6.1.2).

Liebe als eine weitere Ressource, und das ist nicht erstaunlich, fördert ebenso die Ehezufriedenheit. Nun ist Liebe ein schwieriges Konzept, alle sprechen davon, meinen auch in etwa dasselbe und dennoch bleibt es im Vagen. Liebe hat viele Facetten, von denen in einer Beziehung manchmal die eine, manchmal die andere in den Vordergrund tritt. Liebe befindet sich im Fluss, etwa wenn sich die anfängliche Verliebtheit in eine realitätsdurchsetzte Liebe verwandelt. Zunächst nur paarbezogene Liebe muss lernen, ein Kind zu integrieren, Eltern- und Paarliebe müssen nebeneinander bestehen dürfen, um nur einige Aspekte zu nennen.

Und Liebe kann gestört werden von vielen individuellen oder partnerbezogenen Eigenheiten und Schwierigkeiten: Wenn ich den anderen nicht riechen kann oder nicht die Geräusche mag, die er beim Essen oder bei der Liebe macht, kann sich dies zu einem ernsthaften Problem auswachsen. Liebe unterliegt den Gesetzen des Alltags und wird durch viele Widrigkeiten beeinflusst. Umso wichtiger ist es, die Liebe nicht als eine alles überdauernde, von äußeren Einflüssen unabhängige Größe, die keinen Schaden nehmen kann, zu betrachten. Deshalb solltet ihr nicht vergessen, eurer Partnerin/eurem Partner immer wieder einmal zu sagen, dass ihr sie/ihn liebt. Außerdem gibt es hierzu schöne Experimente und Ideen, mit denen ihr euch gegenseitig guttun könnt (siehe „Paarrituale für den Alltag“ und „Anerkennung“, Kap. 6.1.2), beispielsweise ein Liebesbriefchen zu schreiben – kleine Gesten mit großer Wirkung!

4.3 Zärtlicher Körperkontakt

Kuscheln und Schmusen bewirken die Ausschüttung von sogenannten Botenstoffen im Gehirn wie Dopamin und Oxytocin, machen glücklich und lassen Vertrauen entstehen, eine wichtige Voraussetzung, um die Paarbeziehung zu stärken. Zugleich verringert ein erhöhter Oxytocinspiegel Ängste, Stress und Anspannungen, stärkt unser Immunsystem und wirkt sich positiv auf das Herz und den Blutdruck aus: Einer Studie zufolge senkt eine zwanzig Sekunden lange Umarmung, gefolgt von zehn Minuten Handhalten, den Blutdruck und den Herzschlag. Die Autor*innen der Studie glauben, dass regelmäßiger Körperkontakt einer der Gründe ist, weshalb Menschen in stabilen Partnerschaften ein geringeres Risiko für Herz-Kreislauf-Erkrankungen haben.

Wie genau wirken zärtliche Berührungen?

Die Haut ist das größte Organ des Körpers und enthält Millionen von Berührungsrezeptoren. Mit ihnen spüren wir Wärme und Kälte, Strukturen, Texturen und Druck, aber auch die Richtung und Geschwindigkeit von Berührungen. Von den Hautrezeptoren aus werden die Signale über Nervenbahnen an das Gehirn geschickt. Dabei werden aber nicht nur die harten Fakten übermittelt, wie Struktur und Ort der Berührung, sondern über spezielle Nervenverbindungen auch eine emotionale Bewertung der Berührung. Ist die Berührung positiv oder negativ, angenehm oder unangenehm?

So weit einige Fakten zur Theorie. Warum aber – bei all den positiven Wirkungen – fällt es vielen Paaren in der

Praxis dennoch nicht leicht, diese Ressource im Alltag lebendig zu halten?

Die Ursachen sind vielfältig, und Berührungsforscher*innen vermuten, dass unsere moderne Lebensweise, die von Mobilität sowie technischer Kommunikation geprägt ist und dafür wenig von echtem körperlichem Kontakt, allgemein für ein Absinken des Oxytocinspiegels selbst bei eigentlich gesunden Menschen gesorgt hat. Das führt dazu, dass wir im Durchschnitt täglich nur noch ein paar Minuten Körperkontakt haben, was viel zu wenig ist, um unseren Hauthunger zu stillen. Überdies habe ich schon erläutert, wie Paare von den normalen Herausforderungen des Alltags ge- und überfordert werden. Und wie schließlich auf diesem Hintergrund leicht Beziehungsprobleme erwachsen können, die wiederum selbst eine eigene Dynamik nach sich ziehen und zu einer zunehmenden körperlichen Distanz beitragen.

Wie können Paare diesem Kreislauf entrinnen?

Studien in verschiedenen Altersgruppen zeigen übereinstimmend die positiven Wirkungen von Körperkontakt:

- Kinder einer Kita wurden in zwei Gruppen aufgeteilt. Eine Gruppe erhielt während der Mittagspause eine Rückenmassage, der anderen Gruppe wurde vorgelesen. Nach drei Monaten zeigte sich ein Effekt, der mehr als ein Jahr anhielt: Die massierten Kinder waren gelassener und neugieriger als die Kinder der Kontrollgruppe.

- Bei einem ähnlichen Versuch mit älteren Menschen in norwegischen Pflegeheimen konnte bei der massierten Gruppe die Dosis der Schmerzmittel und Antidepressiva deutlich gesenkt werden.
- In einer Studie mit Paaren fand man heraus, dass sie sich positiver zueinander verhielten, wenn sie vor einem schwierigen Partnerschaftsgespräch Oxytocin bekamen. Sie schauten einander mehr in die Augen, stimmten ihrem Gegenüber öfter zu und gingen einfühlsamer aufeinander ein. Im Anschluss an das Gespräch wurde darüber hinaus im Blut ein geringerer Spiegel des Stresshormons Cortisol nachgewiesen. Das Problem dabei ist nur: Die Wirkung des künstlichen Hormons verfliegt nach spätestens einer Stunde. Fazit dieser Studie: Paare müssen also in ihrer Beziehung selbst dafür sorgen, ihre körpereigenen Systeme anzukurbeln, indem sie im Alltag wiederholt in einen zärtlichen Körperkontakt gehen.

Paare, die sich mit einem Lustproblem herumschlagen, kämpfen allerdings zusätzlich häufig mit einem speziellen Missverständnis: Manche, häufiger die Männer, missverstehen die Zärtlichkeitswünsche ihrer Partnerin als Einladung zum Sex und wundern sich dann über deren Frustration. Andere, häufiger die Frauen, wehren Zärtlichkeit ab, weil sie denken, dies sei eine Einleitung zu sexuellen Aktivitäten. Wer jedoch von den kleinen Zärtlichkeiten des Alltags gesättigt ist, unterliegt weniger dieser „Vermischung“: So brauchen Frauen nicht den Umweg über die Sexualität zu nehmen, wenn sie eigentlich Zärtlichkeit wollen.

Fragen zur Selbstreflexion

Die nachfolgenden Schwerpunkte beschäftigen sich mit Kommunikation und Körperkontakt im Alltag.

Kommunikation

Der spielerische Charakter der „Partnerschafts-Landkarten" wird es euch leicht machen, intuitiv eine Reihe günstiger Gesprächsprinzipien umzusetzen. Denn miteinander sprechen bedeutet ja bereits, sich einander zuzuwenden, und die Begegnungen werden noch vertieft, wenn ihr über euer Innenleben sprecht. Durch die „Partnerschafts-Landkarten" erhalten die Gespräche ihre thematische Ausrichtung und integrieren möglicherweise auch tabuisierte Inhalte.

„Partnerschafts-Landkarte I"

(Gottman, 2020, S. 69ff., leicht modifiziert)

Vorbereitung: Kopiert zunächst die Liste, damit ihr sie in aller Ruhe gesondert beantworten könnt.

Durchführung:

Die Aussagen geben euch einen Eindruck davon, wie gut ihr eure Partnerin oder euren Partner kennt. Beantwortet sie ehrlich mit „wahr" oder „falsch" und gebt euch einen Punkt für jedes „wahr":

1. *Ich kann die besten Freundinnen/Freunde meiner Partnerin/meines Partners nennen.*
2. *Ich kann sagen, mit welchen Problemen meine Partnerin/mein Partner gerade konfrontiert ist.*
3. *Ich kenne die Namen einiger Menschen, mit denen meine Partnerin/mein Partner in der letzten Zeit Schwierigkeiten hatte.*
4. *Ich kann einige der Lebensträume meiner Partnerin/meines Partners nennen.*
5. *Ich bin mit den religiösen Vorstellungen und Überzeugungen meiner Partnerin/meines Partners sehr vertraut.*
6. *Ich kann sagen, welches die grundsätzliche Lebensphilosophie meiner Partnerin/meines Partners ist.*
7. *Ich weiß, welche Verwandte/welchen Verwandten meine Partnerin/mein Partner am wenigsten mag.*
8. *Ich weiß, welche Musik meine Partnerin/mein Partner am liebsten mag.*
9. *Ich kann die drei Lieblingsfilme meiner Partnerin/meines Partners nennen.*
10. *Meine Partnerin/mein Partner kennt die Probleme, mit denen ich gegenwärtig konfrontiert bin.*
11. *Ich kenne drei der wichtigsten Phasen im Leben meiner Partnerin/meines Partners.*
12. *Ich kann das schwerwiegendste Ereignis nennen, das meiner Partnerin/meinem Partner in der Kindheit widerfuhr.*

13. *Ich kann die wichtigsten Hoffnungen und Wünsche, die meine Partnerin/mein Partner für ihr/sein Leben hegt, aufzählen.*
14. *Ich kenne die wichtigsten Ängste, von denen meine Partnerin/mein Partner derzeit heimgesucht wird.*
15. *Meine Partnerin/mein Partner kennt meine Freundinnen/meine Freunde.*
16. *Ich weiß, was meine Partnerin/mein Partner tun würde, wenn sie/er plötzlich im Lotto gewinnen würde.*
17. *Ich kann genau schildern, wie mein erster Eindruck von meiner Partnerin/meinem Partner war.*
18. *Ich befrage meine Partnerin/meinen Partner regelmäßig über ihre/seine Vorstellungen und Erfahrungen.*
19. *Ich habe das Gefühl, als würde meine Partnerin/mein Partner mich ziemlich gut kennen.*
20. *Meine Partnerin/mein Partner ist mit meinen Wünschen und Hoffnungen vertraut.*

Auswertung:

10 oder mehr Punkte bedeuten: Du besitzt eine recht genaue Landkarte vom Alltagsleben deiner Partnerin/deines Partners, von ihren/seinen Hoffnungen, Ängsten und Träumen, und du weißt, was sie oder ihn aus der Ruhe bringt. Wenn ihr in dieser Weise in Kontakt bleibt, wird euch das helfen, eure Probleme gut zu bewältigen.

Unter 10 Punkten: Eure Beziehung könnte einige Verbesserungen gebrauchen. Vielleicht hattet ihr nie die Zeit oder die Möglichkeit, einander wirklich kennenzulernen, oder euer Kenntnisstand ist veraltet? Ihr solltet weitere Möglichkeiten ergreifen, euch (wieder) mehr auszutauschen.

„Partnerschafts-Landkarte II"
Ein Spiel in 20 Fragen

(Gottman, 2020, S. 71ff., leicht modifiziert)

Material: Papier und Stifte

Durchführung:

1. Schritt: Wählt gemeinsam zwanzig Zahlen zwischen 1 und 60 aus und schreibt sie an den linken Papierrand.

2. Schritt: Stellt euch nun gegenseitig Fragen, die zu den Nummern auf dem Papier passen (siehe Fragen im Folgenden). Wenn deine Partnerin/dein Partner richtig deine Aufgaben beantwortet, erhält sie oder er die Punktzahl hinter der Frage, wenn dagegen etwas falsch beantwortet wurde, gibt es keine Punkte. Wer die höchste Punktzahl erreicht, hat gewonnen und erhält eine gemeinsam zuvor besprochene Belohnung.

Dieses Spiel könnt ihr im Übrigen öfter spielen.

1. *Nenne meine beiden besten Freund*innen. (2)*
2. *Welche Musikgruppe, welche Komponistin/welchen Komponisten oder welches Instrument mag ich am liebsten? (2)*
3. *Was hatte ich an, als wir uns zum ersten Mal sahen? (2)*
4. *Nenne eines meiner Hobbys. (3)*
5. *Wo bin ich geboren? (1)*
6. *Welchen Problemen sehe ich mich derzeit gegenüber? (4)*
7. *Beschreibe genau, was ich gestern oder vorgestern gemacht habe. (4)*
8. *Wann habe ich Geburtstag? (1)*
9. *Wann ist unser Hochzeitstag? (1)*
10. *Welche Verwandte/Welchen Verwandten mag ich am liebsten? (2)*
11. *Was ist mein größter Traum? (5)*
12. *Welche Pflanze habe ich am liebsten? (2)*
13. *Wovor habe ich am meisten Angst oder was wäre für mich die größte Katastrophe? (3)*
14. *Zu welcher Tageszeit habe ich am liebsten Sex? (3)*
15. *Womit meine ich, mich am besten auszukennen? (4)*
16. *Was macht mich sexuell an? (3)*
17. *Was ist mein Lieblingsgericht? (2)*
18. *Wie verbringe ich am liebsten den Abend? (2)*

19. *Was ist meine Lieblingsfarbe? (1)*
20. *Welche persönlichen Verbesserungen möchte ich in meinem Leben erreichen? (4)*
21. *Über welches Geschenk würde ich mich am meisten freuen? (2)*
22. *Was ist meine schönste Kindheitserfahrung? (2)*
23. *Welchen Urlaub fand ich am schönsten? (2)*
24. *Wie möchte ich am liebsten beruhigt werden? (4)*
25. *Wer (außer dir) unterstützt mich am meisten? (3)*
26. *Welche Sportart mag ich am liebsten? (2)*
27. *Wie verbringe ich am liebsten meine Freizeit? (2)*
28. *Wie verbringe ich am liebsten mein Wochenende? (2)*
29. *Wo bestelle ich am liebsten Essen, wenn ich mal nicht kochen will? (3)*
30. *Was ist mein Lieblingsfilm? (2)*
31. *Welche wichtigen Ereignisse liegen gerade vor mir? Was denke ich darüber?*
32. *Wie löse ich am liebsten Probleme? (2)*
33. *Wer war meine beste Freundin/mein bester Freund in der Kindheit? (3)*
34. *Nenne eine meiner bevorzugten Illustrierten. (2)*
35. *Nenne einige meiner wichtigsten Rival*innen oder Feind*innen. (3)*
36. *Wie sieht für mich der ideale Job aus? (4)*
37. *Wovor habe ich am meisten Angst? (4)*
38. *Welche Verwandte/Welchen Verwandten mag ich am wenigsten? (3)*

39. *Welchen Feiertag mag ich am liebsten? (2)*
40. *Welche Art von Büchern lese ich am liebsten? (3)*
41. *Was ist meine liebste Fernsehshow? (2)*
42. *Welche Seite des Betts ziehe ich vor? (2)*
43. *Worüber bin ich am meisten traurig? (4)*
44. *Nenne eine meiner Sorgen und Ängste. (4)*
45. *Vor welchen medizinischen Problemen habe ich Angst? (2)*
46. *Was war mir besonders peinlich? (3)*
47. *Was ist meine schlimmste Erfahrung aus der Kindheit? (3)*
48. *Nenne zwei der Menschen, die ich am meisten bewundere. (4)*
49. *Welche Kleidung trage ich gern? (3)*
50. *Wen mag ich von allen Menschen, die wir beide kennen, am wenigsten? (3)*
51. *Welchen Nachtisch mag ich am liebsten? (2)*
52. *Wie lautet meine Telefonnummer im Büro? (2)*
53. *Nenne einen meiner Lieblingsromane. (2)*
54. *In welches Restaurant gehe ich am liebsten? (2)*
55. *Welche Hoffnungen, Wünsche, Sehnsüchte habe ich? Nenne zwei. (4)*
56. *Habe ich einen geheimen Ehrgeiz? Wie sieht er aus? (4)*
57. *Welches Essen verabscheue ich? (2)*
58. *Welches Tier mag ich am liebsten? (2)*

59. *Was ist mein Lieblingslied? (2)*
60. *Welche Sportmannschaft mag ich am liebsten? (2)*

Zärtlicher Körperkontakt im Alltag

Zärtlicher Körperkontakt hilft, eine fortwährende Verbundenheit herzustellen und aufrechtzuerhalten. Diese wiederum trägt dazu bei, sich geachtet und geliebt zu fühlen, und die daraus entstehende körperliche Entspannung dient überdies der Gesundheit. Wer sich verbunden fühlt, streitet weniger und weniger heftig und ist bemüht, Konflikte zu entschärfen. Viele Gründe also, sich im Alltag einander immer mal wieder körperlich liebevoll zuzuwenden!

Hier folgt eine Liste von Möglichkeiten, sich einander körperlich zuzuwenden, die euch helfen soll, herauszufinden, wie ihr als Paar damit umgeht.

Vorbereitung: Kopiert zuerst die Liste.

Durchführung:

1. Schritt: Beantwortet die Punkte einzeln und bezieht euch dabei auf die letzten fünf Tage:

	öfter	manchmal	gar nicht
1. *Händchen halten*	☐	☐	☐
2. *Sich küssen*	☐	☐	☐
3. *Einander in die Augen sehen*	☐	☐	☐
4. *Dem anderen sein Ohr leihen*	☐	☐	☐
5. *Sich umarmen*	☐	☐	☐
6. *Sich anfassen*	☐	☐	☐
7. *Sich streicheln*	☐	☐	☐
8. *Sich beim Ankommen berühren*	☐	☐	☐
9. *Sich beim Verabschieden berühren*	☐	☐	☐
10. *Sich anlachen*	☐	☐	☐
11. *Sich massieren*	☐	☐	☐
12. *Andere Arten der Zuwendung*	☐	☐	☐

2. Schritt: Stellt einander eure Ergebnisse vor: Wo gibt es die gleichen, wo unterschiedliche Einschätzungen?

3. Schritt: Welche Konsequenzen zieht ihr daraus? Was wollt ihr ändern?

5. Arbeit an der sexuellen Beziehung

Bisher ging es darum, ein realistisches Bild von Paarsexualität zu zeichnen: Zunächst habe ich grundlegende Informationen zusammengefasst, die helfen sollen, irrtümliche oder überhöhte Ansprüche zu normalisieren. Danach habe ich begründet, warum das Nachlassen des sexuellen Begehrens im Laufe einer Partnerschaft als normaler Prozess gesehen werden kann. Schließlich habe ich über günstige, nicht sexuelle Bedingungen berichtet, die eine gute Partnerschaft ausmachen, etwa eine zugewandte Gesprächskultur und einen liebevollen Körperkontakt im Alltag. Die begleitenden Fragen zur Selbstreflexion am Ende der jeweiligen Kapitel haben möglicherweise einen Prozess des Nachdenkens, des besseren beidseitigen Kennenlernens und des Verständigens angestoßen. Im Weiteren wird es nun darum gehen, wie die Arbeit an der sexuellen Beziehung gelingen kann.

Da es bedauerlicherweise nicht möglich ist, zum Anfang der romantischen Liebe zurückzukehren, wo die Quelle des gegenseitigen sexuellen Begehrens in dem Neuen und Aufregenden liegt, gibt es, wenn ein Paar an einem toten Punkt in der Sexualität angelangt ist, nur eine sinnvolle Perspektive: sich mit der eigenen persönlichen Entwicklung und der Entwicklung als Paar auseinanderzusetzen, um im intimen Raum der Sexualität einen Wachstumsprozess anzustoßen.

Wie könnt ihr euch die Arbeit an der sexuellen Beziehung vorstellen?

Bei dieser Arbeit geht es sowohl darum, bestimmte Fertigkeiten und Techniken zu erlernen als auch sich mit dem eigenen Erleben auseinanderzusetzen. Beispielsweise besteht der Sinn eines Experimentes, das sich mit dem Streicheln beschäftigt, nicht allein darin, eine bestimmte, „richtige" Technik zu erlernen; selbstverständlich soll das Gestreicheltwerden für eure Partnerin oder euren Partner angenehm sein, und es ist gut, ein paar Ideen zu haben, wie ihr das abwechslungsreich gestalten könnt. Es betrifft aber genauso die eigene Selbsterfahrung, wie es mir in dieser Rolle ergeht. Was kommen für Fragen an mich selbst auf? Bin ich entspannt und selbstsicher in dem, was und wie ich es tue? Befürchte ich, vielleicht etwas nicht richtig oder gut genug zu machen? Kommen Gedanken auf, was ich dann für eine Liebhaberin oder ein Liebhaber bin und wie mich meine Partnerin, mein Partner bewerten könnte? Ob ich überhaupt liebenswert und sexuell attraktiv bin? Bin ich beim Streicheln noch im Hier und Jetzt oder kommen auch biografische Erfahrungen mit ins Spiel? ...

Der Grundgedanke der Persönlichkeitsentwicklung ist anspruchsvoll und verlangt eine Auseinandersetzung mit den eigenen Grenzen: Wünsche, Sehnsüchte, Motive, Werte, Ängste etc. müssen möglicherweise neu hinterfragt und ausbalanciert werden.

Bevor ich nun die Entwicklungsaufgaben erörtere, die euch persönlich und als Paar herausfordern werden, noch einige Sätze dazu, welche Anregungen ihr in diesem Kapitel findet:

- Es kann v. a. solchen Paaren Anstöße geben, die in der Anfangsphase eine befriedigende sexuelle Beziehung hatten und deren Lust aus den verschiedensten Gründen auf der Strecke geblieben ist.
- Auch Paare können profitieren, bei denen die Partnerin oder der Partner unter einer sogenannten sexuellen Funktionsstörung (Lust-, Erregungs- und Orgasmusstörung) leidet, wobei allerdings nicht die Behandlung der Störung selbst möglich ist; diese braucht noch andere Hilfen und ggf. eine Sexualtherapie.
- Außerdem empfehle ich Frauen, die mit sexueller Unlust zu kämpfen haben, *Das kleine Lustbuch für Frauen* (2021). Ihr erhaltet dort viele weitere Informationen und praktische Anregungen, u. a. zur Rolle des Monatszyklus, zur Rolle der hormonellen Verhütung, zur Beziehung zum eigenen Körper sowie zur Entdeckung und Aneignung der „inneren lustvollen Frau". Männer finden in den Ausführungen über den „inneren lustvollen Mann" (siehe Kap. 5.3) und insbesondere in der „Wegbeschreibung" zum „inneren lustvollen Mann" (siehe Kap. 5.4, S. 76) entsprechende Impulse.

5.1 Von der schwachen zur starken Seite

In jeder Beziehung gibt es eine Partnerin oder einen Partner mit einem schwächeren und einem stärkeren Verlangen, wobei diese Positionen relativ sind, denn es gibt keine Norm zur Häufigkeit sexueller Aktivitäten. Ob man es mit dem schwächeren Verlangen gut findet oder nicht und ob man die Kontrolle haben möchte oder nicht – die Person mit dem schwächeren Verlangen hat immer die Kontrolle über den Sex, denn sie bestimmt die Häufigkeit. Dennoch wird man nicht von einer starken, selbstbewussten Seite der Persönlichkeit, die Sexualität als Bestandteil anerkennt, bestimmt, sondern meistens von Ängsten. Diese resultieren häufig aus unbewältigten biografischen Erfahrungen, die im Erwachsenenalter mit der Partnerin oder dem Partner re-inszeniert werden, d. h., das Gegenüber wird unbewusst mit einer mächtigen biografischen Person identifiziert, während man selbst in ein ohnmächtiges Kind-Ich zurückgeworfen wird. Die Idee des ohnmächtigen Kind-Ichs ist mittlerweile weitverbreitetes populärwissenschaftliches Wissen, wird aber oft undifferenziert dargestellt. In einer Psychotherapie muss die Analyse kindlicher Erfahrungen immer individuell erfolgen, ergänzt um die Perspektive der Resilienz, also der gesunden, die Persönlichkeit stark machenden Erfahrungen. Denn Kinder sind auch stark und erfinderisch!

Außerdem sind Kindheits- und Jugenderfahrungen nicht der einzige wesentliche Einflussfaktor. Intimität und Sexualität in erwachsenen Paarbeziehungen bringen neuartige Erfahrungen hervor: Der Blick eines liebenden Gegenübers auf einen selbst als erwachsene Frau oder erwachsenen Mann hat eine ganz eigene, aufbauende Qualität und vermag zuweilen auch alte Verletzungen zu heilen. Etwa, wenn ein Partner sagt „Ich liebe dich", dann hört diese heilsame Stimme auch das ungeliebte Kind. Wenn es aber darum gehen soll, die Selbsthilfe zu stärken, dann liegt das Augenmerk nicht auf Schwächen und Unzulänglichkeiten, sondern auf den gesunden Anteilen und Potenzialen. Deshalb findet ihr im Folgenden immer wieder eine Reihe von Fragen zur Selbstreflexion und Experimente, die die starke Erwachsenenseite in euch anspricht: So liegt es in eurer Verantwortung, die Experimente durchzuführen und aus den Erfahrungen zu lernen.

5.2 Sexuelle Ambivalenzen

Wenn Paare sexuell an einem toten Punkt angelangt sind und keine Sexualität mehr stattfindet, ist es – wie bereits erwähnt – häufiger die Frau, die Nein zur Sexualität sagt. Gründe wie eine große innere Distanz bis hin zum Verlust der Verbindung zur eigenen Sexualität und diffuse Ängste oder Abneigung bei der Vorstellung, sich wieder auf eigene sexuelle Gefühle und die des Partners einzulassen, spielen eine große Rolle.

Das Nein kann sich beziehen auf die

- sexuelle Dimension: *„Ich könnte ganz auf Sexualität verzichten, wenn mein Partner damit einverstanden wäre.", „Sexualität wird überschätzt."*

- Beziehungsdimension: *„Ich liebe ihn als Freund, aber er war von Anfang an nicht der Typ von Mann, auf den ich stehe.", „Sie ist eine wunderbare Mutter, aber als Mann und Frau kommen wir einfach nicht zueinander."*
- Selbst-Dimension: *„Ich fühle mich zu alt, zu dick, zu müde, zu unattraktiv etc.", „Ich war noch nie eine Frau, die in das Weibchen-Schema passte.", „Mein Penis macht zu schnell schlapp.", „Ich habe keine Lust mehr, jemandem zu Diensten zu sein."*

Exploriert man in Sexualtherapien genauer das Nein, so stellt sich schnell heraus, dass es in Wirklichkeit auch einen Gegenspieler, das Ja, gibt, der aber kein großes Gewicht hat, als schwach empfunden und folglich häufig übersehen wird. Insofern ist das Nein in Wirklichkeit nicht eindeutig, sondern ambivalent (oder manchmal sogar multivalent, d. h., es kann mehrere Gegenspieler geben):

- sexuelle Dimension: *„Ich könnte auf Sexualität verzichten, wenn mein Partner damit einverstanden wäre. Aber dann würde mir und uns auch ein Teil fehlen, eine bestimmte Art von Nähe."*
- Beziehungsdimension: *„Sie ist eine wunderbare Frau. Aber als Mann und Frau kommen wir einfach nicht zusammen. Vielleicht hänge ich zu sehr an einem bestimmten Frauenbild, das sie nicht erfüllt. Vielleicht habe ich ihr als Frau nie eine Chance gegeben?"*
- Selbst-Dimension: *„Ich war noch nie eine Frau, die in das Weibchen-Schema passte. Aber bin ich dann asexuell*

oder habe ich einfach nicht richtig hingeschaut, was für eine Sexualität ich habe?"

Manche Ambivalenzen sind offen und bewusst, manche sind unbewusst, uneingestanden und tabuisiert. Sie spiegeln Konflikte in sexuellen Entscheidungsprozessen wider und bilden nur zusammen die vollständige innere Realität ab.

In Sexualtherapien wird es für Frauen und Männer immer wieder spannend, wenn sie diese beiden (oder sogar mehrere) Seiten ihrer Lust wahrnehmen und wir diese als gleichberechtigt analysieren. Dann geht oft ein „Licht" auf: Man beginnt, sich umfassender zu sehen und zu verstehen, und kann neu darüber bedenken, was das Nein und das Ja für die persönliche Entwicklung und für die sexuelle Lust bedeutet. Ich werde im Weiteren Vorschläge machen, wie man den „zwei Seelen in einer Brust" eine Stimme geben kann (siehe unter „Fragen zur Selbstreflexion" am Ende des Kapitels). Ziel ist es, das Kräfteverhältnis zwischen Nein und Ja neu auszubalancieren und so das Ja zu stärken, dass eine Frau oder ein Mann die innere Freiheit für beide Entscheidungen erlangt.

5.3 Die „innere lustvolle Frau", der „innere lustvolle Mann"

Warum sollte sich eine Frau, ein Mann auf den Weg machen, um die eigene Lust zu entdecken und diese mit einer Partnerin oder einem Partner zu teilen, wenn doch überhaupt keine Lust auf die Lust mehr fühlbar ist?

In Sexualtherapien mache ich immer wieder die Erfahrung, dass lustlose Frauen und Männer für dieses Dilemma eine Reihe von Lösungen ausprobiert haben:

- Vermeidung von Sex
- Kontraphobische Einstellung: „Augen zu und durch"
- Kompromisse finden: wenigstens soundsovielmal in der Woche, im Monat
- nach Ursachen suchen (in der Kindheit, Beziehung, bei der Partnerin oder beim Partner, bei sich selbst) und darüber reden
- streiten.

Alle „Lösungen" führen irgendwann zu einem toten Punkt, und unweigerlich stellt sich die Frage der Trennung, obwohl sich das Paar vielleicht liebt und andere Bereiche der Partnerschaft positiv sind. Denn keine Liebe kann groß und leidensfähig genug sein, um als „Gegenleistung" auf Dauer Sex geben zu können – ganz abgesehen davon, dass Selbstverleugnung krank macht. Das Ja für die sexuelle Lust muss aus der Person heraus motiviert und authentisch sein!

Wie geht das?

Meine therapeutischen Erfahrungen mit lustlosen Frauen und Männern haben mich gelehrt, dass es für dieses häufig als Nadelöhr empfundene Problem eine Lösungsperspektive gibt: Sie liegt darin, dass man in Bezug zu Erinnerungen tritt, in denen man sich lustvoll, gut und stark gefühlt hat. Während sich dieser innere Prozess der Erinnerung, Identifikation und Aneignung vollzieht, geschieht ein Wachstumsschritt.

Warum ist das notwendig?

Nur wenn beide, Partnerin und Partner, sich als erwachsene Menschen mit ihren starken und besten Seiten in der Sexualität treffen, kann echte Intimität gelingen. Ansonsten besteht die Gefahr, dass man in eine sogenannte Übertragung „abrutscht“: Das bedeutet, dass man sein Gegenüber nicht als die Person wahrnimmt, die sie wirklich ist, sondern auf diese stellvertretend verdrängte Gefühle, Erwartungen, Wünsche und Befürchtungen projiziert, während man sich selbst in einer Kind-Position befindet. Übertragungen sind normal und weitverbreitet. Da sie sich aber in der Regel unbewusst äußern, sind sie der gegenwärtigen Beziehung nicht angemessen und können zu erheblichen Problemen und Spannungen führen. Häufig drehen sich solche Stellvertreterfunktionen um Macht und Abhängigkeit. *Dabei wird dem Partner unbewusst eine mächtige Rolle zugeordnet wie die des Vaters, eines väterlichen Stellvertreters oder Chefs, eines Täters bzw. bei der Partnerin die der Über-Mutter, der Männerhasserin oder -verschlingerin etc. Während sich Frauen eher in eine schwache und abhängige Rolle begeben (des „Frauchens“, des Mädchens, der Untergebenen oder eines Opfers), gehen Männer häufig in die Position des Verweigerers (von Männlichkeit, von Kommunikation etc.) oder übernehmen einen aggressiven Part (des Überwältigers, des Täters).*

Ein Schutz gegen solche Übertragungen ist eine starke *und* stabile Verbindung zur „inneren lustvollen Frau" bzw. zum „inneren lustvollen Mann": Sind beide mit diesen Seiten von sich identifiziert, ist dies eine gute Voraussetzung von aufregendem Sex.

Was genau ist mit der „inneren lustvollen Frau" und dem „inneren lustvollen Mann" gemeint?

- Dieses Konzept beinhaltet die symbolische Vorstellung von sich selbst als Frau oder Mann, wie man sich als erotisch und lustvoll erlebt.
- Identifiziert man sich mit dieser Vorstellung, wird dies körperlich spürbar, emotional präsent und kann ausgedrückt und gelebt werden.
- Es können auch als problematisch empfundene, meist biografisch geprägte Aspekte mit aktiviert werden: lustvolle Selbstbilder z. B., in denen sexuelle Befriedigung mit Gewalt und Erniedrigung oder mit Fetischen verknüpft ist. Ob man darunter leidet, weil diese Selbstbilder beispielsweise nicht mit einer Beziehung vereinbar sind, kann darüber entscheiden, ob man sich damit in einer Therapie auseinandersetzen will. Denn alle lustvollen Selbstbilder sind Ergebnisse biografischer Lernprozesse.
- Das Vorstellungsbild von der „inneren lustvollen Frau" und vom „inneren lustvollen Mann" ist keine fixierte Größe, sondern ist änderbar und entwicklungsfähig.

Wie kannst du nun mit deiner „inneren lustvollen Frau", deinem „inneren lustvollen Mann" in Beziehung treten?

Am Ende des Kapitels unter den Selbstreflexionsfragen zeige ich euch einen Weg auf, wie ihr eure inneren lustvollen Selbstbilder entdecken, sie kennenlernen, euch aneignen sowie darüber in Austausch gehen könnt.

5.4 Emotionale und sexuelle Verbundenheit im Hier und Jetzt

Verbundenheit mit sich selbst

Es ist nicht selbstverständlich, sich auf die Berührungen der Partnerin oder des Partners einlassen und die eigenen Reaktionen darauf wahrnehmen zu können. Im Gegenteil ist es für manche Menschen richtig schwer, weil Gefühle und Gedanken aufkommen können, die sie aus der Situation hinaus- und in Erinnerungen hineinführen. Oder sie beginnen, sich mit ungelösten Fragen zu beschäftigen („Wie sehe ich aus, wenn ich Lust habe und Erregung spüre? Bin ich dann noch schön, liebenswert?" etc.). Solche Gedanken fixieren auf die eigene Person, aber auf die schwache Seite des eigenen Selbst. Zwar ist es „normal", dass es schwierig ist, die Aufmerksamkeit über einen längeren Zeitraum und zu hundert Prozent im Hier und Jetzt zu halten, aber es geht darum, zwischen den aufkommenden Empfindungen, die uns aus der Situation hinausführen, und denen, die uns in der gegenwärtigen Situation bleiben lassen, zu „pendeln". Nur dann gelingt es, mit den eigenen Empfindungen in Kontakt und mit sich selbst verbunden zu sein und die Berührungen, die man erhält, zu genießen. Manche Menschen tauchen in sexuelle Fantasien ab, die aus anderen Quellen kommen. Die innere Bühne bevölkert sich dann mit anderen sexuellen Szenarien und Sexualpartner*innen. Möglicherweise hilft das, die Lust oder Erregung zu befeuern, aber sie führt aus dem gegenwärtigen Geschehen weg und damit unterbricht und stört sie die Verbindung zur Partnerin oder zum Partner. Man könnte argumentieren, dass die andere Person das nicht merkt: Ja und nein. Ja, deine Intimpartnerin oder dein Intimpartner spürt, dass du nicht ganz da bist und dass du dich nicht ganz einlässt. Und nein, dein Gegenüber spürt nicht, wo du dich gerade aufhältst, das kannst du verbergen. Es ist letztlich eine Entscheidung, was man möchte.

Verbundenheit mit der Partnerin/dem Partner

Damit Intimität entstehen kann, braucht es nicht nur ein gutes Verbundensein mit sich selbst, sondern es braucht auch ein Verbundensein mit der Partnerin bzw. dem Partner. Eine emotionale und sexuelle Verbindung, in der die Lust überspringt und einen lebendigen „heißen Draht" schafft, gelingt nur dann, wenn die Person, die berührt, wahrnimmt, was ihre Berührungen beim Gegenüber bewirken, und sie ggf. anpasst. Auch hier finden ständige, feine Wahrnehmungsprozesse zwischen dem eigenen Empfinden und dem der Partnerin oder des Partners statt – wie ein Pendel, das beständig hin- und herschwingt.

Echtheit als Voraussetzung von Intimität

Eine weitere Herausforderung wahrer Intimität besteht für ein Paar darin, dass sich beide so zeigen, wie sie wirklich sind, also echt – jenseits von sozial erlernten und erwünschten Rollen. Das kommt einer Selbstoffenbarung gleich, die umso schwieriger ist, wenn man sich selbst nicht akzeptiert oder von seinem Gegenüber nicht akzeptiert wird. Da die wenigsten Menschen diese Fähigkeiten der Selbstakzeptanz am Anfang einer Beziehung besitzen, braucht es persönliche Wachstumsschritte, um zu solch einem stabilen Selbst zu kommen, das nicht nur sich selbst akzeptiert und respektiert, sondern auch aushält, sich zu zeigen, ohne auf die Bestätigung der anderen Person angewiesen zu sein.

Echte Intimität ist weiterhin das Gegenteil von emotionaler Verschmelzung. Zwar gibt es diesen Zustand, dass ein Paar die Barriere des existenziellen Getrenntseins für wenige Momente überschreiten kann und sich die herkömmlichen Grenzen zwischen dem eigenen Selbst und dem Selbst der anderen Person auflösen. Das ist aber eher die Ausnahme von der Regel, und die Herausforderung besteht darin, das existenzielle Getrenntsein auszuhalten und zu akzeptieren.

Fragen zur Selbstreflexion

In den folgenden zwei Schwerpunkten beschäftigen wir uns mit dem Umgang mit sexuellen Ambivalenzen und der Entdeckung sowie Aneignung der „inneren lustvollen Frau“ bzw. des „inneren lustvollen Mannes“.

Umgang mit sexuellen Ambivalenzen

Zur Beschäftigung mit euren jeweiligen ambivalenten sexuellen Haltungen helfen Fragen zum Nachdenken und ein vertiefendes Experiment. Zunächst solltet ihr euch einzeln damit beschäftigen, aber zur gleichen Zeit, und euch danach jeweils über die Ergebnisse bzw. Erfahrungen und eure Schlussfolgerungen austauschen.

Meiner sexuellen Ambivalenz Raum geben

Beschäftige dich mit folgenden Überlegungen und Fragen und untersuche, ob deine Haltung eindeutig oder ambivalent ist. Führe die Gründe für die eine und die andere Seite (einerseits – andererseits) aus:

- *Bei der Beschäftigung mit meiner und unserer sexuellen Lust und Sexualität allgemein geht es mir einerseits ... Andererseits ...*
- *Bei der Frage, wie sich meine sexuelle Lust im Laufe der Jahre entwickelt hat, geht es mir einerseits ... Andererseits ...*
- *Wenn ich mich mit meiner sexuellen Entwicklungsgeschichte beschäftige, geht es mir einerseits ... Andererseits ...*

- *Bei der Frage, ob ich mich grundsätzlich für meine eigene Sexualität öffnen möchte, geht es mir einerseits ... Andererseits ...*
- *Bei der Frage, ob ich mich grundsätzlich für eine gemeinsame Sexualität öffnen möchte, geht es mir einerseits ... Andererseits ...*

Ja-Stuhl und Nein-Stuhl im Dialog

Mit diesem Experiment kannst du dein Verständnis für sexuelle Ambivalenzen noch vertiefen:

Suche zwei Stühle aus und stelle sie einander gegenüber. Entscheide, welcher der Ja- und welcher der Nein-Stuhl ist. Gehe nun in ein Rollenspiel, indem du zuerst dem einen Stuhl, dann dem anderen Stuhl deine Stimme leihst. Beginne so: „Ich bin der Ja-Stuhl und ich ..."

Wechsle dann den Stuhl und antworte in der Nein-Position. Wechsle so lange hin und her, wie beide einander etwas zu sagen oder zu fragen haben. Nimm am Ende eine Außenrolle ein und überlege, was jetzt die Konsequenz dieses Rollenspiels sein könnte. Verstehen die beiden sich nun besser, gibt es eine Annäherung, einen Kompromiss? Oder gibt es immer noch einen Konflikt? Wenn ja, welcher Art? Gehe in eine zweite Runde des Rollenspiels und probiere aus, wie beide Stühle auf die Idee aus deiner Außenposition reagieren.

Die „innere lustvolle Frau" und der „innere lustvolle Mann"

Dieses Experiment solltet ihr zunächst einzeln, aber gleichzeitig machen, um euch hinterher austauschen zu können.

Zeitrahmen: Ihr solltet für die jeweiligen Schritte ca. eineinhalb bis zwei Stunden veranschlagen.

Anmerkung: Das Experiment umfasst vier Schritte. Wenn ihr wollt, könnt ihr es in zwei Etappen ausprobieren: zunächst bis zum dritten Schritt und in einem zweiten Anlauf dann den vierten Schritt.

Material: Für den zweiten Schritt braucht ihr großes Papier und Farben, am besten Wachsmalstifte.

Durchführung:

1. Schritt: Körperreise: Die Entdeckung der „inneren lustvollen Frau", des „inneren lustvollen Mannes" (leicht verändert aus Ecker, 2021, S. 68ff.).

Anmerkung: Ihr könnt euch den gesprochenen Text auf der Verlagshomepage herunterladen (nähere Einzelheiten siehe Impressum) und während der Körperreise abspielen.

Schenke dir fünf tiefe, volle Atemzüge ... und wenn du ausatmest, dann nimm wahr, wie all die unnötige Anspannung mit dem Atem aus deinem Körper hinausfließt ... Wenn du unbequem sitzt/liegst, so korrigiere jetzt bitte deine Haltung, damit es dir gut geht. Nimm dir nun einige Augenblicke Zeit, darüber nachzudenken, wann und unter welchen Umständen, ob allein oder zusammen mit einer Person, du in deinem Leben schöne, erotische, lustvolle Erfahrungen gemacht hast. Das kann in deiner Kindheit gewesen sein, in deiner Jugend oder im Erwachsenenalter ...

Vielleicht tauchen auch mehrere Erlebnisse auf. Schau, auf welche du dich besinnen möchtest ...

Möglicherweise tauchen in deiner Erinnerung auch Erlebnisse auf, die negativ waren. Gestatte dir, diese negativen Erinnerungen vorüberziehen zu lassen ... Jetzt ist die Zeit gekommen, sich auf die positiven Bilder und Szenen zu konzentrieren. Gestatte dir, den angenehmen Erinnerungen den Vorzug zu geben ...

Wenn du ein positives Erlebnis mit deiner Lust gefunden hast, so gib dir ein wenig Zeit und inneren Raum, den aufkommenden Gedanken und Gefühlen nachzuspüren ...

Vergiss nicht, auch immer mal wieder tief ein- und auszuatmen, um so gut mit dir selbst verbunden zu sein ...

Stelle dir nun die Frage, ob es in deinem Körper einen Ort gibt, der mit deinen sexuellen Empfindungen und Gedanken verbunden ist. Natürlich kann es sich auch um mehrere Orte handeln. Versuche, mindestens einen solchen Ort zu finden. Wenn du magst, kannst du dort auch eine Hand hinlegen. Das hilft dir vielleicht, ihn besser zu spüren.

Mache dir nun ein „Bild" von diesem Ort: Kennst du diesen Ort oder ist er neu? Ist er innen oder außen? ... Kannst du ihn dir vor deinem inneren Auge vorstellen? Wie sieht er aus? ... Kannst du ihn über Körperempfindungen spüren? ... Schicke ihm ein wenig von deinem Atem, von deiner Lebensenergie, als Zeichen deiner Würdigung ... Jetzt möchte ich dich bitten, dem Ort deiner Lust eine Farbe zu verleihen, vielleicht auch mehrere ... Vielleicht möchtest du ihm auch eine Gestalt oder ein Symbol verleihen?

Stelle dir nun vor, dieser Ort in deinem Körper, der Sitz deiner Lust, hätte eine Stimme und würde zu dir sprechen: Was würde die Stimme sagen? ... Gibt es auch eine Botschaft, die dir die Stimme zukommen lässt? ... Vielleicht möchtest du ihr auch antworten?

Jetzt kommen wir langsam zum Ende der Reise. Bevor du die Augen öffnest, schlage ich dir noch vor, dass du dich von deiner Lust verabschiedest. Etwa, indem du ihr noch etwas zum Abschied sagst.

Denn vielleicht möchtest du sie ja wieder einmal besuchen ...

Öffne jetzt bitte die Augen, rekle und strecke dich und schau dich im Raum um.

2. Schritt: Malen des wichtigsten inneren Bildes, das sich dir gezeigt hat.
Suche dir nun einen Platz im Raum, an dem du ungestört für ca. 5 bis 15 Minuten arbeiten kannst. Wenn du unsicher bist, wie du beginnen willst, dann suche dir erst einmal die Farben aus, die du brauchst. Lasse dich beim Malen mehr durch deine Hände führen und weniger durch deinen Kopf. Nimm dir beim Malen auch immer wieder mal einige Augenblicke Zeit und nimm wahr, wie es dir geht. Du kannst nichts falsch machen.

3. Schritt: Die „innere lustvolle Frau", den „inneren lustvollen Mann" erkunden.
Für viele Frauen und Männer ist die Erfahrung, ihre „innere lustvolle Frau" oder ihren „inneren lustvollen Mann" entdeckt und auf einem Papier (gemalt) vor sich liegen zu haben, überraschend. Manche fühlen sich auch bewegt oder sogar beglückt. Nimm dir nun in einem weiteren Schritt Zeit für eine vertiefende Beschäftigung, greife zu deinem Selbsterfahrungsbuch und beschäftige dich mit folgenden Fragen:

Einige Fragen zum Prozess:

- Wie erging es mir während der Körperreise?
- Wie erging es mir während des Malens?
- Wie fühlt es sich an, ein Zeugnis meiner „inneren lustvollen Frau" oder meines „inneren lustvollen Mannes" vor mir liegen zu haben?
- Was sind meine ersten Impulse, was ich jetzt gerne tun möchte?

Einige Fragen zum Inhalt:

- Erkunde deine „innere lustvolle Frau", deinen „inneren lustvollen Mann", indem du ihr oder ihm eine Stimme verleihst: Schreibe nicht über ihre oder seine Erlebnisse, sondern gib das unmittelbare Erleben wieder, indem du Sätze in Ich-Form aufschreibst. Notiere auch nebensächliche, seltsame, „blöde", unwichtige, abstruse etc. Gedanken auf.
- Wer, wie ist sie/er? Was möchte, was braucht sie/er? Was braucht sie/er von dir?
- Was überrascht dich, was ist neu, was ist bekannt?
- Was kannst du von ihr oder ihm lernen?
- Gib ihr oder ihm einen Namen bzw. deinem Bild und Text einen Titel.

Nehmt euch zum Abschluss Zeit, um euch über eure Erfahrungen auszutauschen. Am besten sprecht ihr erst mal nacheinander, ohne euch gegenseitig zu unterbrechen. Am Schluss könnt ihr euch gegenseitig Fragen stellen.

4. Schritt: Identifikation und Aneignung. Briefe der „inneren lustvollen Frau", Briefe des „inneren lustvollen Mannes":
a) Identifiziere dich mit deiner „inneren lustvollen Frau" bzw. mit deinem „inneren lustvollen Mann".

Schreibe aus ihrer oder seiner Perspektive einen Brief an dich selbst:

Liebe X, was ich (deine „innere lustvolle Frau") dir schon immer sagen wollte ...

Lieber Y, was ich (dein „innerer lustvoller Mann") dir schon immer sagen wollte ...

Austausch: Lest euch nun gegenseitig eure Briefe vor. Frage dich: Wie geht es mir damit, mich vor meiner Partnerin/meinem Partner zu offenbaren?

Gegenseitiges Feedback: Welche Gedanken und Gefühle löst der Brief meiner Partnerin/meines Partners bei mir aus? Sprich über dich selbst und bewerte den anderen nicht!

Abschließend: Was habe ich über mich gelernt? Was habe ich über meine Partnerin/meinen Partner gelernt? Was habe ich über uns als Paar gelernt?

b) Identifiziere dich mit deiner „inneren lustvollen Frau“ bzw. mit deinem „inneren lustvollen Mann“. Schreibe aus ihrer oder seiner Perspektive einen Brief an deine Partnerin/deinen Partner:

Lieber Y, was ich (die „innere lustvolle Frau“ von X) dir schon immer sagen wollte ...

Liebe X, was ich (der „innere lustvolle Mann“ von Y) dir schon immer sagen wollte ...

Austausch: Lest euch nun gegenseitig eure Briefe vor. Frage dich: Wie geht es mir, mich vor meiner Partnerin/meinem Partner zu offenbaren?

Gegenseitiges Feedback: Welche Gedanken und Gefühle löst der Brief meiner Partnerin/meines Partners bei mir aus? Sprich über dich selbst und bewerte dein Gegenüber nicht!

Abschließend: Was habe ich über mich gelernt? Was habe ich über meine Partnerin/meinen Partner gelernt? Was habe ich über uns als Paar gelernt?
Nimm dir anschließend noch etwas Zeit zu überlegen, was du durch diese Perspektivwechsel über dich erfahren hast.

Wiederhole diese Briefwechsel mit dir selbst bzw. mit deiner Partnerin/deinem Partner, wann immer du das Bedürfnis hast. Dies wird dir jedes Mal neue Aspekte aufzeigen.

6. Paarexperimente

Falls ihr das Buch von Beginn an gelesen habt, habt ihr schon einiges an Beziehungsarbeit geleistet: etwa euch neues Wissen zur Paarsexualität angeeignet und euch damit auseinandergesetzt. Und ihr habt euch mit den vorgeschlagenen Selbstreflexionsfragen und Fragebögen beschäftigt. Weitere Experimente und Übungen vertiefen nun eure gemeinsame Selbsterfahrungsreise mit den folgenden Schwerpunkten:

- „Boden schaffen" durch eine positive Gesprächskultur und durch die Aktivierung und Pflege der vorhandenen Ressourcen
- in einen zärtlichen Körperkontakt gehen
- in einen erregenden Körperkontakt gehen.

Vielleicht empfindet ihr manche der Experimente und Übungen als künstlich und werdet dadurch abgeschreckt. Vielleicht habt ihr auch das Gefühl, dass manche Experimente nicht passen oder ihr einfach nicht dafür bereit seid. Deshalb noch einige Worte, wie die Vorschläge gemeint sind:

Die folgenden Angebote geben einen Rahmen vor, der es ermöglicht, eure ganz persönlichen Erfahrungen zu machen. Spätestens dann, wenn ihr den Text durchlest und die ersten Gedanken und Gefühle dazu auftauchen, treten die Sachinformationen in den Hintergrund und das Persönliche übernimmt die Regie. Ein gewisses Unbehagen oder Widerstand sind da ganz normale Reaktionen. Dennoch kann ein Experiment etwas Neues und vielleicht Fremdes auslösen, von dem ihr nicht abschätzen könnt, was genau das ist – darin steckt eine Herausforderung. Und sich herausfordern zu lassen, setzt eine gewisse Flexibilität, Neugier und eine Portion Optimismus voraus. Schließlich sollen die Experimente ja auch neue Impulse und Erfahrungen bringen.

Abhängig davon, in welcher Lebensphase ihr euch als Paar befindet, sind die Bedürfnisse, Möglichkeiten und Ziele sehr unterschiedlich. Deshalb müsst ihr als Paar selbst entscheiden, ob ihr die Durchführung der Experimente eher „locker" handhabt und nach euren spontanen Bedürfnissen vorgeht oder ob ihr euch eine feste Struktur setzt (z. B. immer einmal in der Woche für eine Stunde).

Eine „lockere" Handhabung hat andere Vor- und Nachteile als eine strukturierte, intensive Vorgehensweise. Erstere hilft vielleicht, sich mit dem Thema anzufreunden und sich nicht zu überfordern; ebenso kann man sich je nach Bedarf auf bestimmte Schwerpunkte konzentrieren. Letztere wird euch schnell in einen Entwicklungsprozess mit neuen Gefühlen, Körperempfindungen und Gedanken hineinführen. In diesem Fall sei euch empfohlen, euch z. B. einmal in der Woche oder alle zwei Wochen (zwei bis drei Monate lang) an einem bestimmten Tag zu einem zuvor festgelegten Zeitpunkt zu verabreden. Ihr könnt sicher sein, dass ihr auf diese Weise einen positiven Prozess anstoßen könnt, der sich auch atmosphärisch niederschlägt und zu einer Entspannung führt.

Keines der Experimente, die ich euch beschreibe, ist als „Eintagsfliege“ gedacht; im Gegenteil, es sind „Werkzeuge“ für euren Beziehungsalltag, die ihr regelmäßig benutzen könnt. Die „Zwiegespräche“ etwa, die ich euch gleich vorstelle, sind zur Begleitung über viele Jahre nützlich und wirken wie ein Spiegel eurer Paarentwicklung. Aber auch hier der Hinweis: Die Experimente sind Impulsgeber, eine Therapie können sie nicht ersetzen.

Hilfreich ist es auf jeden Fall, eure Erfahrungen und Erkenntnisse in euren Heften zu dokumentieren. Das wiederholte Nachlesen erinnert euch an eure Fortschritte, und am Ende wird es euch umso leichter fallen, eine Art Bilanz zu ziehen und weiterführende Überlegungen anzustellen.

6.1 „Boden schaffen“

Paarsexualität findet überwiegend in festen Beziehungen statt, und eine positive Beziehung ist eine gute, wenn auch nicht ausreichende Basis für eine langandauernde befriedigende Sexualität. Deshalb stelle ich Experimente zum Schwerpunkt Kommunikation (siehe Kap. 6.1.1) sowie Aktivierung und Pflege eurer Ressourcen (siehe Kap. 6.1.2) vor. Zunächst beschreibe ich euch mit den „Zwiegesprächen“ eine Gesprächsform, die eure Beziehung vertieft und euren Zusammenhalt fördert. „Raum für Ärger“ hilft, einen notwendigen Beziehungsraum bereitzustellen, in dem Ärger geäußert werden darf, ohne dass er sich trennend auswirkt. Und in „Konstruktive Auseinandersetzung" stelle ich euch einen Rahmen zum Umgang mit Konflikten vor. Im zweiten Schwerpunkt lade ich euch ein, anhand des „Zeitkuchens" euren Umgang mit der Zeit und v. a. mit der Paar-Zeit zu reflektieren. In „Paarrituale für den Alltag" möchte ich euch sensibilisieren, euch gute Rituale zu schaffen. In „Anerkennung" findet ihr eine weitere Übung, mit der ihr eure Liebe stärken könnt.

6.1.1 Gespräche positiv führen

In *Zwiegesprächen* (Moeller, 1997, S. 28ff.) geht es darum, seine „Selbstporträts", also wie ich mich selbst sehe und wie die andere Person sich sieht, auszutauschen. Während eine Person spricht, hört die andere aktiv zu, ohne zu unterbrechen oder Fragen zu stellen. Oft muss die Person, die zu sprechen beginnt, sich warmreden und beginnt mit Alltäglichem. Zunehmend gewinnt das Gespräch an Tiefe, wozu auch Schweigephasen beitragen. Diese vertiefen z. B. Reflexionsprozesse, die wiederum das Zwiegespräch bereichern. Paare, die lange zusammen sind, glauben, sich gegenseitig gut zu kennen. Und dennoch eröffnen „Zwiegespräche" eine weitere, tiefere und persönlichere Ebene, vergleichbar mit einem lauten Nachdenken in Gegenwart der Partnerin oder des Partners. Paare können sich so über viele Jahre hinweg gegenseitig in ihrer Entwicklung begleiten und eine einzigartige Verbindung aufbauen.

Zwiegespräche

(modifiziert nach Moeller, 1997)

Vorbereitung: Vereinbart gemeinsam den Termin und den Ort für das Zwiegespräch. Legt auch einen Zeitraum fest. Ich schlage vor, dass ihr beide jeweils zunächst 20 Minuten Sprechzeit habt, die sich im Laufe der Zeit (in Fünf-Minuten-Schritten) auf ca. 45 Minuten steigert. (In der Originalversion sind 45 Minuten pro Person von Anfang an angedacht.) Legt einen Experimentier-Zeitraum fest, z. B. die Dauer eines Monats, um die Wirkung mehrerer Zwiegespräche zu erleben. Zieht danach eine erste Bilanz, um zu entscheiden, ob ihr weitermachen wollt.

Tipp: Bei einem Spaziergang spricht es sich leichter.

Durchführung:

1. Schritt: Entscheidet, wer mit dem Sprechen beginnt und wer zuhört. Bist du mit Sprechen an der Reihe, dann kannst du deine Sätze beispielsweise einleiten mit: „Ich denke ...", „Ich mache mir Gedanken darum ...", „Mich beschäftigt ...", „Ich fühle ..." etc. Sprich nicht indirekt über deine Partnerin oder deinen Partner, indem du zwar den Satz mit „Ich denke ..." beginnst, aber fortfährst mit „... dass du ..." Lass dich nicht dadurch irritieren, dass dir nichts mehr einfällt, weitere Gedanken stellen sich wie von selbst ein. Es kommt nur darauf an, ob du diese auch äußern willst, und seien sie noch so banal, intim oder „verrückt". Das Schweigen, das ab und zu entsteht, ist im Übrigen keine „verlorene Zeit". Im Schweigen kann sich eine eigene Intimität entfalten (20 Minuten).

2. Schritt: Tauscht dann bitte die Rollen (20 Minuten).

3. Schritt: Wenn ihr mögt, könnt ihr euch noch, wenn etwas unklar geblieben ist, gegenseitig Fragen stellen. Steigt aber bitte nicht in ein weiteres Gespräch ein. Was gesagt wurde, gilt (max. 5 Minuten).

Raum für Ärger

(modifiziert nach Louden, 1998)

Angesammelte Enttäuschung und Verbitterung, aufgestauter Ärger und Hass ..., alle diese Befindlichkeiten hindern uns daran, unsere Partnerin oder unseren Partner weiterhin zu lieben. Wenn ihr eure Beziehung lebendig halten wollt, geht kein Weg daran vorbei, euch mit diesen Gefühlen auseinanderzusetzen. Nur dann gibt es eine Chance zu vergeben und wieder mit sich ins Reine zu kommen.

Durchführung:

1. Schritt: Ihr schreibt beide jeweils drei Dinge auf, worüber ihr euch geärgert habt: „Ich bin sauer auf dich, ich bin wütend, ich bin böse, weil du nie den Müll rausbringst etc." Ihr nehmt euch die Zeit, die ihr jeweils braucht, um euch diese drei Dinge zu überlegen, und zieht euch gesondert dafür zurück.

Setzt euch danach einander gegenüber und lest euch abwechselnd, mit einer kleinen Pause dazwischen, je einen Satz vor. Sprecht euch dabei mit Namen an und nehmt Blickkontakt auf.

2. Schritt: Zieht euch nochmals zurück und stellt euch jetzt die Frage, was sich auf einer tieferen Ebene hinter euren Sätzen verbirgt, was also das eigentliche Problem ist. Ergänzt jeden Satz mit der Formulierung: „Ich habe die Befürchtung, dass dir in Wirklichkeit ... z. B. unser Heim nicht sehr wichtig ist etc.". Setzt euch danach wieder gegenüber und lest euch abwechselnd, mit einer kleinen Pause dazwischen, je einen Satz zum eigentlichen Problem vor. Sprecht euch dabei mit Namen an und nehmt Blickkontakt auf.

Anmerkung: Es geht nicht darum, wer recht hat, es geht darum, dass ihr euch gegenseitig zuhört. Und es geht darum, dass ihr euch darüber wieder näherkommt.

3. Schritt: Sprecht darüber, wie ihr zu euren Befürchtungen kommt und wie ihr diese Konflikte aus der Welt schaffen könnt. (Die nächste Übung gibt euch Hilfestellungen, wie ihr euch bei Konflikten konstruktiv auseinandersetzen könnt.)

Konstruktive Auseinandersetzung

(modifiziert nach Louden, 1998)

Sich in Beziehungen zu streiten, ist normal. Denn es gibt immer wieder Themen oder Probleme, die nicht lösbar erscheinen, Situationen, in denen sich die Konflikte zuspitzen und man wütend und enttäuscht aufgibt. Aber der Umgang mit Streit braucht eine gemeinsame Grundauffassung und gemeinsame Regeln, damit er in eine konstruktive Auseinandersetzung verwandelt werden kann.

Grundgedanken darüber, was eine Auseinandersetzung konstruktiv macht, bedeuten:

- Dem Ärger Ausdruck verleihen, ohne die Partnerin/den Partner schlechtzumachen.
- Den Ärger der Partnerin/des Partners annehmen, ohne ihn zu relativieren und ohne davor zu flüchten.
- Zuhören, ohne die Partnerin/den Partner zu bewerten und ohne sich zu rechtfertigen.
- Einsicht, dass man die Partnerin/den Partner nicht ändern und nicht über sie oder ihn bestimmen kann.
- Einsicht, dass wir nur uns selbst ändern können.

Konstruktive Regeln für eine Auseinandersetzung:

- Ihr solltet nicht den Raum verlassen, bevor ihr beide nicht einen befriedigenden Punkt im Konfliktgespräch erreicht habt bzw. bevor ihr nicht das Gefühl habt, unterbrechen zu können.
- Kein Streit in Anwesenheit anderer, schon gar nicht der Kinder; kein Streit im Auto oder anderen engen Räumlichkeiten; kein Streit nebenbei, während ihr mit einer anderen Beschäftigung zugange seid. Wartet auf eine Gelegenheit, bei der die äußeren Gegebenheiten passen, und übt währenddessen Selbstbeherrschung.
- Formulierungen in Ich- statt in Du-Form und keine Verallgemeinerungen wie „immer“ oder „nie“.

- Lasst euch gegenseitig aussprechen.
- Versucht, euch gegenseitig einfach nur zuzuhören und das Wichtigste, was eure Partnerin oder euer Partner sagt, durch sinngemäße Wiederholung zu „spiegeln" und euch so zu vergewissern, ob ihr alles richtig verstanden habt.
- Atmet immer wieder tief durch, um eure Anspannungen loszulassen und um gut bei euch zu sein.
- Beendet eure Auseinandersetzung mit einigen positiven Worten oder Bemerkungen.

Durchführung:

1. Schritt: Diskutiert, was ihr von den Grundgedanken und den Regeln haltet, die ihr einzeln durchgeht, und schreibt eure Aussagen auf.

- Welche könnt ihr teilen, welche nicht? Habt ihr Ergänzungen?
- Was fällt euch beiden jeweils leicht, was schwer?
- Worauf möchtet ihr beide jeweils in der nächsten Auseinandersetzung besonders achten?

2. Schritt: Probiert anschließend eine Auseinandersetzung zu einem strittigen Thema unter Beachtung der Regeln und Grundsätze aus.

3. Schritt: Bewertet gemeinsam diese Auseinandersetzung, indem ihr die Grundgedanken und Regeln durchgeht:

- Was ist mir gut gelungen, was nicht?

- Was ist uns gut gelungen, was nicht?
- Woran muss ich noch arbeiten?
- Woran müssen wir noch arbeiten?

6.1.2 Ressourcen aktivieren und pflegen

Zeitkuchen

Hiermit könnt ihr eure Zeitverteilung kritisch unter die Lupe nehmen, um konkrete Umstrukturierungen einzuleiten. Die folgende Aufgabe führt ihr beide gesondert durch.

Zeitrahmen: ca. 1 Stunde

Material: Fünf Blätter Papier in DIN-A4-Format, Stifte

Durchführung:

1. Schritt: Zuerst erstellst du einen Zeitkuchen zum aktuellen „Ist-Zustand", indem du auf ein Blatt Papier einen großen Kreis (groß wie ein Kuchen) malst. Tag und Nacht zusammen genommen machen 24 Stunden aus. Wenn du z. B. acht Stunden schläfst, so macht dein Schlaf ein Drittel deines Zeitkuchens aus. Kennzeichne dieses Drittel und schreibe „Schlaf" hinein. Wenn du weiterhin acht Stunden arbeitest, so kennzeichne auch dieses Drittel. Fahre nun fort, den Rest deiner Zeit zu markieren, bis der ganze Kuchen aufgeteilt ist.

2. Schritt: Stellt euch gegenseitig euren Zeitkuchen vor. Wie viel Zeit habt ihr euch gegenwärtig als Paar eingeräumt? Seid ihr zum gleichen Ergebnis gekommen oder nicht? Ist das Zeit, in der ihr ausgeruht seid oder nicht? Ist das Zeit, in der ihr euch miteinander beschäftigt? Wie zufrieden seid ihr mit eurem Ergebnis?

3. Schritt: Nun zeichnet ihr jeweils gesondert euren eigenen Wunsch-Zeitkuchen.

4. Schritt: Was hast du jetzt geändert und warum? Was müsstet ihr deiner Meinung nach konkret tun, um diese Veränderungen zu realisieren? Tauscht euch über eure Ergebnisse aus.

5. Schritt: Beschäftigt euch jetzt besonders mit der Frage, wie ihr euch auf einen Kompromiss hinsichtlich einer täglichen gemeinsamen Zeit einigen könnt. Zeichnet auf den letzten Bogen Papier euer Ergebnis. Diskutiert abschließend, was ihr konkret in der gemeinsamen Paar-Zeit tun wollt. Sammelt Ideen und schreibt sie auf. Hängt dieses Blatt als Erinnerung an einen bevorzugten Ort.

Paarrituale für den Alltag

(modifiziert nach Louden, 1998)

Eine Beziehung wird bereichert von neuen, aufregenden Dingen, die ihr zusammen tun könnt. Und eine Beziehung wird bereichert von den vielen, kleinen Aufmerksamkeiten im Alltag, die ihr euch gegenseitig zukommen lasst.

Material: selbstklebende Notizzettel

Durchführung:

1. Schritt: Lest euch zunächst die folgenden zehn Fragen durch und entscheidet, wie oft die Situation in eurem Alltag eintritt (nie, manchmal, oft, immer). Schreibt die Ergebnisse auf:

- Wie oft entspannt ihr euch gemeinsam?
- Wie oft zeigst du deiner Partnerin/deinem Partner, dass du sie oder ihn magst?
- Hilfst du deiner Partnerin/deinem Partner, wenn sie oder er zu viel am Hals hat oder befürchtet, etwas nicht zu schaffen?
- Verwendest du Kosenamen?
- Wie oft zeigt ihr einander körperlich, dass ihr euch mögt (Händchenhalten, Umarmen, Küssen etc.)?
- Kannst du die Schwächen deiner Partnerin/deines Partners akzeptieren?
- Wie oft spielt ihr miteinander? Wie oft tut ihr etwas, was euch beiden Spaß macht?
- Wie oft vertraust du dich deiner Partnerin/deinem Partner an?
- Fällt es dir leicht, deiner Partnerin/deinem Partner zu verzeihen?
- Wie oft lächelst du deine Partnerin/deinen Partner an?

2. Schritt: Nehmt euch Zeit, um über eure Ergebnisse zu sprechen (ca. 30 Minuten):

- Über welche Ergebnisse freut ihr euch?
- Welche Ergebnisse sind überraschend?
- In welchen Sätzen seid ihr gleicher Ansicht?
- In welchen Sätzen seid ihr sehr unterschiedlicher Ansicht?
- Welche Sätze habt ihr mit „nie“ eingeschätzt? Was fällt euch dazu ein, warum das so ist?
- Wo seht ihr Handlungsbedarf?

3. Schritt: Wer möchte mit welcher Veränderung beginnen? Formuliert diese so konkret wie möglich.

4. Schritt: Dafür braucht ihr die selbstklebenden Notizzettel. Gib deiner Partnerin/deinem Partner eine Woche lang Rückmeldung, wenn sie oder er etwas tut, was du als Zuwendung empfindest. Schreibe eine kurze Bemerkung auf den Zettel und klebe ihn so, dass deine Partnerin/dein Partner ihn sieht.

Feiert am Ende der Woche das, was ihr euch gegenseitig gegeben habt.

Anerkennung

Der Partnerin oder dem Partner zu sagen, was wir nicht für richtig halten und was uns nicht gefällt, ist leicht. Schwerer ist es, ihr oder ihm zu sagen, was wir mögen, schätzen und lieben. Oft nehmen wir auch an, die andere Person wüsste, dass wir sie lieben und schätzen. Von daher halten wir es nicht für nötig, unsere Anerkennung direkt auszusprechen. Und trotzdem ist es wunderbar, solche Sätze immer mal wieder zu hören. Vor allem, wenn wir uns vor Augen führen, dass Liebe und Glaube an die Partnerschaft wichtige beziehungsstabilisierende Faktoren sind.

Ich möchte euch ermutigen, mit den folgenden vorgegebenen Satzanfängen, die Anerkennung ausdrücken, zu experimentieren. Es geht sowohl darum, diese Sätze in der Rolle als mitteilende Person auszusprechen, wie auch ihre Wirkung in der Rolle als zuhörende Person wahrzunehmen.

Zeitrahmen: ca. 30 Minuten

Anmerkung: Die Übung wirkt noch besser, wenn ihr im Anschluss an das Experiment die für euch wichtigen Sätze aufschreibt und sie eurer Partnerin oder eurem Partner schenkt.

Durchführung:

1. Schritt: Setzt euch einander gegenüber, schaut euch in die Augen und sprecht abwechselnd aus, was ihr an eurem Gegenüber schätzt. Fange jeden Satz so an: „Ich schätze an dir, dass du ..." oder „Ich liebe an dir, dass du ..." und versuche, möglichst konkrete Aussagen zu machen. Wenn dir nichts mehr einfällt, so sprich den Satzanfang laut aus und lasse dir Zeit, um deinen spontanen Einfällen zu folgen. Danach kommt deine Partnerin/dein Partner an die Reihe (ca. 10 Minuten).

2. Schritt: Sprecht anschließend darüber, was ihr empfunden habt, als ihr die Anerkennung empfangen bzw. ausgesprochen habt (ca. 5 Minuten).

3. Schritt: Fahrt abwechselnd fort mit den Satzanfängen: „Ich schätze an uns, dass wir ...“, „Ich liebe an uns, dass wir ...“. Macht auch hier möglichst konkrete Aussagen und schaut euch gegenseitig dabei an (ca. 10 Minuten).

4. Schritt: Wertet auch hier eure Erfahrungen aus wie unter „Zweiter Schritt“ (ca. 5 Minuten).

6.2 Zärtliche Körperexperimente

Wo wohltuende Nähe und Liebe herrschen, lässt es sich viel schlechter streiten, denn sie aktivieren positive Seiten wie Großzügigkeit, Wohlwollen und Versöhnlichkeit, und es fällt leichter, sich von der besten Beziehungsseite zu zeigen. Außerdem erhöht die dadurch entstehende Verbundenheit die Widerstandskraft gegen äußere Widrigkeiten und verleiht ein emotionales „Polster“, das widerstandsfähiger und stärker macht. Kurzum, zärtlicher Körperkontakt im Alltag und besondere Rituale von Nähe helfen eurem individuellen Wohlergehen und nähren eure Verbundenheit als Paar.

Hier stelle ich euch drei Körperexperimente zum Wohlfühlen vor, die ihr bekleidet ausprobieren könnt: eine gemeinsame Entspannung durch Musik, eine Entspannung durch Umarmen und schließlich wohltuende Berührungen.

Dann geht es weiter mit zwei Körperexperimenten, die ihr am besten leicht bekleidet oder unbekleidet durchführt.

Gestattet euch dabei eine achtsame Grundhaltung, d. h., begegnet den aufkommenden Erlebnisinhalten bewusst, aber nicht wertend. Hierbei ist es normal, wenn euch Alltäglichkeiten oder auch Vorstellungen über die sexuelle Situation selbst in den Sinn kommen. Tauchen solche Gedanken und Gefühle auf, so braucht ihr nichts zu tun – lasst sie einfach vorüberziehen.

6.2.1 Zum Wohlfühlen

Verbindende Musik

Zahlreiche Studien belegen die heilsamen Wirkungen von Musik: Sie beruhigt, wenn wir überdreht sind, sie tröstet, wenn wir traurig sind, sie wirkt positiv auf Herz und Kreislauf. Und sie vermag Alltägliches in etwas Besonderes zu verwandeln. Dieses Experiment hilft euch, weniger im Kopf und mehr im Herzen zu sein und euch zu verbinden.

Zeitrahmen: 10 bis 20 Minuten oder so lange, wie es euch gefällt.

Vorbereitung: Wählt eine Musik aus, die euch beiden gefällt und guttut: Schnelle, fröhliche Musik bringt euch in Schwung, sanfte Musik wird euch beruhigen, meditative Musik wird euch hinwegtragen etc.

Durchführung:

Legt euch auf den Boden, nehmt einander bei der Hand, schließt die Augen und überlasst euch der Musik. Wenn störende Gedanken aufkommen, lasst sie vorüberziehen und konzentriert euch wieder auf die Musik. Wenn es euch schwerfällt, dann atmet langsam tief ein und aus, das erleichtert es, ins Hier und Jetzt zu kommen.

Abschluss: Setzt euch danach noch einige Minuten zusammen und teilt euch eure Erfahrungen mit.

Umarmung bis zur Entspannung

(Schnarch, 2006, S. 192ff.)

Dies ist sowohl eine wunderbare wie auch einfache Methode, um einander zu begegnen. Außerdem erlebt ihr euren besonderen Stil, wie ihr das als Paar tut. Dabei treten, so die Annahme Schnarchs, des Erfinders dieser Methode (siehe auch Kap. 3), die Grundthemen eurer Beziehung und vielleicht eures Lebens zutage. Das geschieht dann, wenn ihr eure Umarmung nicht nur „abhandelt" – ohne wirklich mit dem Herzen dabei zu sein –, sondern wenn sich jeder von euch auch darauf einlässt. Im Kern werdet ihr spüren, ob ihr sowohl mit euch selbst verbunden seid und an euch selbst festhalten könnt als auch, ob ihr mit eurer Partnerin oder eurem Partner verbunden seid. Gelingt Letzteres, dann könnt ihr sogar einander spüren – das ist der Punkt, wo eine tiefe Entspannung eintritt, in der ihr Getrenntheit und

Gemeinsamkeit genießen könnt. In dem Sinne ist es auch keine einfache Angelegenheit, weil es darum geht, in einen intensiven Kontakt zu treten und ihn zu halten. Anhand der Art und Weise, wie ihr das tut, werdet ihr viel über euch persönlich und über euch als Paar erfahren.

Zeitrahmen: 10 bis 20 Minuten

Durchführung:

1. Schritt: Stellt euch beide aufrecht hin, eure Füße sollten einen guten Bodenkontakt haben. Legt euch gegenseitig eure Arme um eure Partnerin/euren Partner. Konzentriere dich dann auf dich selbst. Beruhige dich und werde nach und nach ganz ruhig. Wenn es dir schwerfällt, dich zu beruhigen, dann trete in einen imaginären Dialog mit dir selbst, z. B.: „Das ist mir jetzt unangenehm, ich möchte am liebsten die Umarmung abbrechen. Warum ist das so? Weil es mir zu eng wird, weil es mir Angst macht? ... Das Gefühl ist so stark und beschäftigt mich so sehr, dass ich mich gar nicht wahrnehmen kann, dass ich nicht gut mit mir verbunden bin. Und ich kann auch überhaupt nicht meine Partnerin spüren, wenn ich die ganze Zeit bei meiner Angst und meiner Flucht bin. ... Ich will aber meinen Vorstellungen nicht so viel Macht überlassen, sondern ich will wirklich wahrnehmen, wie sich das anfühlt, im Hier und Jetzt zu sein ..."

2. Schritt: Ihr könnt bei der Umarmung auch ausprobieren, zeitweilig synchron zu atmen, d. h., in gleichem Rhythmus ein- und auszuatmen.

Abschluss: Nehmt euch noch etwas Zeit, darüber zu sprechen, wie es euch ergangen ist:

- Was habe ich über mich erfahren?
- Was habe ich über meine Partnerin/meinen Partner erfahren?
- Was habe ich über uns als Paar erfahren?
- Konnte ich mich einlassen?
- Habe ich mich wirklich eingelassen?
- Habe ich das Gefühl bekommen, dass sich meine Partnerin/mein Partner eingelassen hat?
- Was war angenehm, unangenehm, überraschend, fremd etc.?

Wohltuende Berührungen

(Louden, 1998, S. 222)

Wir alle sehnen uns immer mal wieder danach, liebevoll berührt zu werden. Berührungen können manchmal kleine Wunder bewirken, denn sie berühren nicht nur körperlich, sondern auch unsere Seele.

Vielleicht glaubst du ja, dass du erst einen Kurs machen musst, um richtig massieren zu können?

Tatsächlich kommt es nicht auf die Technik an, sondern darauf, dass du spürst, was deine Partnerin oder dein Partner braucht. Deshalb ermutige ich dich, dich darauf zu verlassen, was dein Gefühl dir sagt. Das schließt natürlich nicht aus, dass ich dir auch ein paar einfache Tipps geben kann.

Vorbereitung:

1. Reibe deine Hände, bis sie warm sind.
2. Wenn du magst, gib etwas Öl auf deine Hände und reibe dann deine Hände, bis sie warm sind.
3. Bevor du mit der Massage beginnst, schließe deine Augen und atme tief ein und aus. Stell dir beim Ausatmen vor, wie dein Atem die Arme hinunterfließt und Energie durch deine Fingerspitzen in den Körper deiner Partnerin/deines Partners strömt. Öffne dann deine Augen und beginne zu massieren.
4. Wiederhole jede Massagebewegung fünf- bis zehnmal.
5. Du kannst unterschiedliche Massagen kombinieren.
6. Sprich dich mit deiner Partnerin/deinem Partner vorher ab, wie lange ihr euch gegenseitig massieren möchtet.

Rückenmassage

Lege deine Hände auf den Rücken deiner Partnerin/deines Partners und lasse sie in großen Kreisen langsam um die Schulterblätter wandern.

Massiere den Muskel, der vom Nacken zu den Schultern führt. Knete ihn und werde langsam intensiver. Nimm beide Daumen und deine anderen Finger und massiere beide Seiten gleichzeitig.

Massiere die Muskeln rechts und links der Wirbelsäule mit beiden Daumen. Führe sie in kleinen Kreisbewegungen entlang der Wirbelsäule, von oben nach unten und wieder hinauf. Variiere den Druck.

Lege deine Hände auf die Taille. Deine Finger zeigen zur Wirbelsäule, ohne sie zu berühren. Schiebe deine

Hände in Richtung Kopf. Du kannst ruhig kräftig drücken. Lasse deine Hände in einem Halbkreis über die Schultern wandern, die Fingerspitzen zeigen jetzt nach außen. Ziehe deine Hände langsam nach unten zu den Hüften und übe so viel Druck aus, dass es den Körper deiner Partnerin/deines Partners ein wenig nach unten zieht. Wiederhole das Ganze dreimal.

Streiche am Ende der Massage mit leichten, schwungvollen Zügen den Rücken hinunter.

Gesichts- und Nackenmassage

Setze dich hinter deine Partnerin/deinen Partner, wobei sie oder er auf dem Rücken liegt und die Füße von dir wegzeigen.

Massiere die Kopfhaut mit kleinen Kreisbewegungen. Denke auch an die Stelle hinter dem Ohr. Streiche mit den Fingerspitzen über diesen Knochen hinauf, nach vorn und bis zu den Schläfen.

Lege beide Daumen auf die Mitte der Stirn, in Höhe des „Dritten Auges", übe einen sanften Druck aus und lasse die Fingerspitzen auf den Schläfen kreisen.

Lege eine Hand auf die Stirn deiner Partnerin/deines Partners, die andere darüber auf die Kopfhaut und übe mit beiden Händen einen leichten Druck aus. Halte diesen Druck zehn Sekunden lang und lasse ihn dann langsam schwächer werden.

Lege deine Hände auf die Wangen deiner Partnerin/deines Partners, die Fingerspitzen zeigen Richtung Kinn. Lasse sie langsam kreisen und drücke das Kinn sanft nach unten.

Fahre mit deinen beiden kleinen Fingern den Bogen unterhalb der Augenbrauen nach. Beginne seitlich der Nasenwurzel und streiche nach außen. Mache dasselbe mit Ring-, Mittel- und Zeigefinger. Lasse sie sanft über den Rand der Augenhöhle gleiten. Wiederhole das Ganze auf der Unterseite der Augenhöhle.

Lege eine Hand unter den Kopf deiner Partnerin/deines Partners, die andere unter das Kinn. Hebe den Kopf ein wenig an, drehe ihn sanft nach rechts und links. Drehe ihn nur so weit, wie er sich ohne Mühe bewegen lässt, sonst verspannen sich die Nackenmuskeln.

Streiche zum Schluss mit beiden Händen entlang des Knochens hinter dem Ohr, den Hals hinunter und über die Schultern.

Handmassage

Nimm eine Hand deiner Partnerin/deines Partners und halte sie zunächst mit beiden Händen. Atme dabei ruhig ein und aus.

Mache dann mit einer Hand eine Faust und lasse deine Fingergelenke mit etwas Druck über die Handinnenfläche deiner Partnerin/deines Partners wandern. Mache das Gleiche mit der anderen Hand deiner Partnerin/deines Partners.

Lege deinen Daumen auf die weiche Stelle zwischen Daumen und Zeigefinger der Handaußenseite und deinen Zeigefinger auf die Handinnenseite deiner Partnerin/deines Partners wie eine Art Zange. Massiere mit dieser „Zange" die weiche Stelle zwischen Daumen und Zeigefinger deiner Partnerin/deines Partners. Gehe dann auf die gleiche Weise alle weiteren weichen Stellen zwischen den Fingern an beiden Händen durch.

Nimm mit Daumen und Zeigefinger den Daumen deiner Partnerin/deines Partners unterhalb des Daumengelenks. Drehe den Daumen hin und her und übe einen leichten Zug aus. Mache dasselbe mit den anderen Fingern, dann massiere die Finger der zweiten Hand.

Lege beide Daumen auf den Handrücken deiner Partnerin/deines Partners. Ziehe sie nach außen und dehne die Hand, wobei du deinen Daumen entlang des Handrückens wandern lässt.

Drehe die Hand deiner Partnerin/deines Partners um 180 Grad, sodass die Innenseite nach oben zeigt. Dehne sie auf dieselbe Weise.

Mache ein V mit Zeige- und Mittelfinger und fahre mit einem leichten Stoß zwischen die Finger deiner Partnerin/deines Partners.

Bevor ihr die Rollen wechselt, nehmt wahr, wie sich eure Hände anfühlen, wenn sie massiert sind.

6.2.2 Sich nackt gegenseitig streicheln

(angelehnt an Arentewicz & Schmidt, 1993, leicht abgeändert)

Erkundendes Streicheln I (ohne Genitalien, Brüste und Po)

Nehmt euch Zeit, um miteinander neue körperliche Erfahrungen zu machen. Bei diesen Körperexperimenten solltet ihr folgende Grundregeln berücksichtigen:

1. Du bist für dich selbst verantwortlich und niemand sonst.
2. Du solltest nicht deiner Partnerin/deinem Partner nur etwas zuliebe tun.
3. Du streichelst deine Partnerin/dein Partner so, wie du in diesem Moment Lust hast. Du solltest nicht versuchen, es ihr oder ihm recht zu machen.
4. In der „passiven" Rolle versuchst du, die Wirkung unterschiedlicher Streichelarten wahrzunehmen und dich dabei zu entspannen.
5. Wenn jedoch etwas unangenehm ist, so meldest du es deiner Partnerin/deinem Partner zurück. Dein Einspruch muss auf jeden Fall respektiert werden.

Häufigkeit und Zeitrahmen: Ihr solltet dieses Körperexperiment mindestens einmal, besser zweimal die Woche ca. eine Dreiviertelstunde machen, damit es einen positiven Gewöhnungseffekt geben kann.

Vorbereitung: Zieht euch dafür an einen bequemen Ort zurück.

Sorgt dafür, dass ihr ungestört bleibt, und sorgt auch für gute Lichtverhältnisse, damit ihr euch gut sehen könnt. Entkleidet euch und beginnt dann mit dem Streicheln.

Durchführung:

1. Schritt: Die Person (A), die sonst aktiver ist, legt sich in möglichst bequemer Haltung auf den Bauch.

2. Schritt: Die andere Person (B) beginnt dann, A zu streicheln. Dabei soll der ganze Körper von den Haaren bis zu den Zehen (unter Aussparung von Genitalien und Brüsten) einbezogen werden. Es kann sanft und fest, schnell und langsam usw. gestreichelt werden.

3. Schritt: Nach fünf Minuten – dabei soll ruhig eine Uhr zu Hilfe genommen werden – gibt B das Zeichen zu wechseln und die Rollen werden getauscht, A streichelt nun, B liegt auf dem Bauch und lässt sich streicheln.

4. Schritt: Nach weiteren fünf Minuten macht ihr bitte wieder einen Rollentausch: A legt sich auf den Rücken und wird von B auf der Vorderseite gestreichelt (10 Minuten).

5. Schritt: Anschließend tauscht ihr bitte wieder die Rollen, A streichelt B nun auf der Vorderseite (10 Minuten).

6. Schritt: Zum Abschluss streichelt B nochmals A auf dem Rücken, der wie zu Beginn auf dem Bauch liegt (5 Minuten), schließlich Rollentausch und A streichelt B entsprechend (5 Minuten).

Abschluss: Nehmt euch noch ca. fünf Minuten Zeit, in der ihr laut darüber nachdenkt, wie es euch jeweils in der aktiven und in der passiven Rolle ergangen ist. Beginnt eure Sätze mit „Ich“. Diskutiert eure Aussagen nicht, jede Realität gilt.

Erkundendes Streicheln II (mit Genitalien, Brüsten und Po, ohne zu erregen)

Der erste Schritt, das der Entspannung dienende Streicheln des Rückens, bleibt als Anfangs- und Endphase bestehen, nur dass ab jetzt der Po miteinbezogen wird.

Durchführung:

1. Schritt: Entscheidet, wer beginnt, bist du an der Reihe, dann starte, wie soeben beschrieben, mit dem Streicheln des Rückens. Anschließend tauscht ihr bitte die Rollen (jeweils 5 Minuten).

2. Schritt: Erweitere nun das Streicheln, indem du bei der Körpervorderseite auch Genitalien und Brüste mit einbeziehst, ohne dass du jedoch Erregung erzeugst. Geschieht dies dennoch, dann verändere bitte die Berührungen so, dass wieder Entspannung möglich ist, etwa indem du die Hand liegen lässt oder in eine andere Körperregion übergehst.

3. Schritt: Ergänzt außerdem die Grundregel derart, dass ihr in der passiven Rolle eigene Wünsche bzgl. des Gestreicheltwerdens äußern dürft. In der aktiven Rolle als streichelnde Person darfst du diese Wünsche aber auch ablehnen, wenn du dich gestört oder überfordert fühlst (10 Minuten).

4. Schritt: Tauscht bitte die Rollen (10 Minuten).

5. Schritt: Beendet das Körperexperiment mit dem abwechselnden Streicheln des Rückens (jeweils 5 Minuten).

Abschluss: Nehmt euch noch ca. fünf Minuten Zeit, in der ihr laut darüber nachdenkt, wie es euch jeweils in der aktiven und in der passiven Rolle ergangen ist. Beginnt eure Sätze mit „Ich“. Diskutiert eure Aussagen nicht, jede Realität gilt.

6.3 Erregende Körperexperimente

Die Beschäftigung mit den Körperexperimenten wird v. a. für die Person mit dem schwächeren Verlangen eine größere Herausforderung darstellen und ihr einen anspruchsvollen Entwicklungsschritt abverlangen. Falls dies auf dich zutrifft, so wirst du eine Konfrontation mit den inneren Ambivalenzen erleben, das Nein zum Sex wird erstarken, das Ja schwächeln, bis das Kräfteverhältnis neu ausbalanciert ist. Zur Unterstützung des Ja wird dir u. a. die Entdeckung, Identifikation und Aneignung der „inneren lustvollen Frau“ oder des „inneren lustvollen Mannes“ helfen. Ein Tipp: Schaue dir immer mal wieder dein Bild der „inneren lustvollen Frau“ bzw. des „inneren lustvollen Mannes“ an und lies die Briefwechsel durch.

Das gemeinsame Durchführen der Körperexperimente gibt euch einerseits ein Feedback darüber, wie es um eure Verbundenheit mit euch selbst und miteinander bestellt ist, und hilft euch andererseits, genau an dieser Verbundenheit zu arbeiten. Deshalb ist die Beschäftigung mit den Körperexperimenten auch nicht als „Eintagsfliege“ gedacht, mit denen man etwas Neues ausprobieren oder etwas üben kann. Je öfter ihr sie durchführt, desto mehr werdet ihr über euch und eure Ambivalenzen, eure Verbundenheit mit euch selbst sowie mit eurer Partnerin oder eurem Partner erfahren und desto besser wird es euch gelingen, eure sexuelle Beziehungsfähigkeit weiterzuentwickeln.

Die nächsten vier folgenden Körperexperimente bauen auf den beiden bereits schon geschilderten Varianten von „Erkundendes Streicheln“ des Körpers auf und werden jeweils erweitert. Danach stelle ich euch Möglichkeiten vor, wie ihr sexuelle Ausnahmesituationen gestalten könnt.

6.3.1 Experimentieren mit Lust und Erregung

(angelehnt an Arentewicz & Schmidt, 1993, leicht abgeändert)

In den folgenden vier Körperexperimenten wird es darum gehen, den Herausforderungen der Erregung zu begegnen, die sich jeweils nach der Phase des gegenseitigen Streichelns der Rücken anschließen. Für die Dauer und Häufigkeit gilt auch hier: Ihr solltet euch einen bestimmten Zeitraum vornehmen (z. B. sechs bis acht Wochen) und das entsprechende Körperexperiment mindestens einmal, besser zweimal die Woche ca. eine Dreiviertelstunde durchführen, damit es einen positiven Gewöhnungseffekt geben kann. Erst wenn es euch beiden mit einem Körperexperiment gut geht, solltet ihr den nächsten Schritt probieren.

Erkundendes Streicheln mit Erregung III

Der erste Schritt, das der Entspannung dienende Streicheln des Rückens, bleibt als Anfangs- und Endphase bestehen, nur dass ab jetzt der Po miteinbezogen wird.

Durchführung:

1. Schritt: Entscheidet, wer beginnt, bist du an der Reihe, dann starte, wie soeben beschrieben, mit dem Streicheln des Rückens. Anschließend tauscht ihr bitte die Rollen (jeweils 5 Minuten).

2. Schritt: Führe nun das vorhergehende Körperexperiment durch und erweitere es insofern, als du in der Rolle der streichelnden Person (Person A) genau wahrnimmst, wodurch deine Partnerin/dein Partner (Person B) erregt wird. Experimentiere mit verschiedenen Worten, Berührungen und Blicken, ohne dass du aber Erregung provozierst. Analog sollte Person B ebenso aufmerksam wahrnehmen, welche Berührungen, Blicke und Worte erregen. Wenn Person B durch die Berührungen sehr erregt wird, kann sie sich selbst befriedigen. Sprecht jedoch ab, ob im oder ohne Beisein eurer Partnerin/eures Partners. Wie in „Erkundendes Streicheln II" dürft ihr eure Wünsche anmelden, die aber nicht erfüllt werden müssen (10 Minuten).

3. Schritt: Tauscht dann bitte die Rollen (10 Minuten).

4. Schritt: Beendet das Körperexperiment mit dem abwechselnden Streicheln des Rückens (jeweils 5 Minuten).

Abschluss: Nehmt euch noch ca. fünf Minuten Zeit, in der ihr laut darüber nachdenkt, wie es euch jeweils in der aktiven und in der passiven Rolle ergangen ist. Beginnt eure Sätze mit „Ich". Diskutiert eure Aussagen nicht, jede Realität gilt.

Verschiedene Arten der Erregung

Durchführung:

1. Schritt: Entscheidet, wer beginnt, bist du an der Reihe, dann starte mit dem Streicheln des Rückens. Nach fünf Minuten tauscht ihr bitte die Rollen.

2. Schritt: Beschäftige dich nun spielerisch und experimentierend mit dem Körper deiner Partnerin/deines Partners, indem du erregst, ohne aber einen Orgasmus herbeizuführen. Probiere verschiedene Erregungsarten aus (fest, sanft, schnell, langsam etc.). Tritt Erregung ein, so sollte durch beruhigendes Streicheln die Erregung wieder abklingen, um sie anschließend erneut herzustellen. Mit diesem Wechsel kannst du mehrere Male „spielen". Die Erregung kann im Anschluss entweder durch eigene oder gegenseitige Selbstbefriedigung beendet werden (10 Minuten). Danach tauscht ihr bitte die Rollen (10 Minuten).

Anmerkung: Eine besondere Sitzhaltung ermöglicht dir als Frau ein entspanntes Gestreicheltwerden, ohne dass du dich beobachtet fühlen musst: Setze dich mit dem Rücken in den Schoß deines Partners und schlage deine Beine über seine ausgestreckten Beine. Dein Partner kann sich bequem in Sitzhaltung anlehnen. Wenn ihr mögt, könnt ihr Gleitcreme verwenden. Wenn du als Frau in der aktiven Rolle bist, so kannst du dich zu Füßen deines auf dem Rücken liegenden Partners setzen. Dabei zieht dieser am besten die Knie an und spreizt die Beine auseinander, sodass du beim Streicheln seine Genitalien miteinbeziehen kannst.

3. Schritt: Tauscht dann bitte die Rollen (10 Minuten).

4. Schritt: Beendet das Körperexperiment mit dem abwechselnden Streicheln des Rückens (jeweils 5 Minuten).

Abschluss: Nehmt euch noch ca. fünf Minuten Zeit, in der ihr laut darüber nachdenkt, wie es euch jeweils in der aktiven und in der passiven Rolle ergangen ist. Beginnt eure Sätze mit „Ich". Diskutiert eure Aussagen nicht, jede Realität gilt.

Einführen des Penis in die Vagina V

Durchführung:

1. Schritt: Entscheidet, wer beginnt, bist du an der Reihe, dann starte mit dem Streicheln des Rückens. Nach fünf Minuten tauscht ihr bitte die Rollen.

2. Schritt: Am besten beginnst du nun als Partner, das vorhergehende Körperexperiment durchzuführen, indem du deine Partnerin streichelst (10 Minuten).

3. Schritt: Wechselt dann bitte die Rollen (10 Minuten).

4. Schritt: Im Anschluss könnt ihr jetzt erstmals mit dem Einführen des Penis beginnen. Als Partnerin hockst du dich am besten auf deinen auf dem Rücken liegenden Partner und führst den Penis in die Vagina ein. Die Frau steuert also zunächst diesen Prozess. Bewegt euch jedoch beide nicht, sondern wartet ab, bis die Erektion abgeklungen ist. Diesen Ablauf könnt ihr mehrere Male wiederholen (5 bis 10 Minuten).

5. Schritt: Verständigt euch anschließend darauf, ob ihr Lust habt, euch gegenseitig manuell (mit der Hand) oder oral (mit dem Mund) zu befriedigen, ob ihr euch selbst befriedigen möchtet oder ob ihr die Erregung abklingen lassen wollt.

6. Schritt: Beendet das Experiment mit dem abwechselnden Streicheln des Rückens (jeweils 5 Minuten).

Abschluss: Nehmt euch noch ca. fünf Minuten Zeit, in der ihr laut darüber nachdenkt, wie es euch jeweils in der aktiven und in der passiven Rolle ergangen ist. Beginnt eure Sätze mit „Ich". Diskutiert eure Aussagen nicht, jede Realität gilt.

Koitales Experimentieren mit Lust und Erregung VI

Durchführung:

1. Schritt: Entscheidet, wer beginnt, bist du an der Reihe, dann starte mit dem Streicheln des Rückens. Nach fünf Minuten tauscht ihr bitte die Rollen.

2. Schritt: Führt das vorhergehende Körperexperiment erneut durch. Experimentiert dann mit unterschiedlichen Beckenbewegungen. Ziel für euch beide ist, einen sicheren Umgang mit den Beckenbewegungen und der entstehenden Erregung zu erlernen. Deshalb solltet ihr zunächst keinen Orgasmus bekommen, sondern innehalten, um die Stärke der Erregung zurücknehmen zu können. Zunächst bist du als Frau in der aktiven Rolle, indem du dich bewegst, während dein Partner sich an deine Bewegungen anpasst. Versuche genau hinzuspüren, welche Bewegungen in welcher Intensität dich erregen.

3. Schritt: Tauscht dann bitte die Rollen, indem du als Partner unterschiedliche Bewegungen in verschiedener Intensität ausprobierst und die verschiedenen Berührungsqualitäten wahrnimmst. Wenn ihr wollt, könnt ihr die Bewegungen so steigern, bis ihr zum Orgasmus kommt. Der Orgasmus ist allerdings kein Maßstab für das Gelingen dieser Übung.

4. Schritt: Beendet das Experiment mit dem abwechselnden Streicheln des Rückens (jeweils 5 Minuten).

Abschluss: Nehmt euch noch ca. fünf Minuten Zeit, in der ihr laut darüber nachdenkt, wie es euch jeweils in der aktiven und in der passiven Rolle ergangen ist. Beginnt eure Sätze mit „Ich“. Diskutiert eure Aussagen nicht, jede Realität gilt.

6.3.2 Sexuelle Ausnahmesituationen schaffen

(Ecker, 2005, S. 225ff., leicht verändert)

Langandauernden Beziehungen tun Ausnahmesituationen gut, die sich manchmal spontan ergeben, die aber durchaus auch herstellbar sind. Hier einige Ideen:

Romantischer Abend

Der romantische Abend wird so gestaltet, dass eine Person die Rolle als Gastgeberin oder Gastgeber übernimmt, während die andere Person der Gast ist. Euren Ideen sind dabei keine Grenzen gesetzt.

Zeitrahmen: Ein bis drei Stunden

Anmerkung: Der Abend besteht aus zwei Teilen: Zunächst wird der Gast auf eine zärtliche Art und Weise verwöhnt, danach auf eine erotische, wobei die Wünsche und Grenzen des Gastes respektiert werden. Günstig ist eine Vereinbarung, etwa einmal im Monat einen solchen Abend zu veranstalten.

Durchführung:

1. Schritt: Bist du die Gastgeberin oder der Gastgeber, dann arrangierst du den Abend entsprechend deinen Ideen: Essen gehen, zusammen kochen, gemeinsam baden oder duschen, sich gegenseitig massieren, sich gegenseitig füttern, tanzen etc.

2. Schritt: Anschließend verwöhnst du den Gast erotisch, wobei seine Bedürfnisse im Vordergrund stehen und nicht diejenigen von dir.

Abschluss: Nehmt euch noch ca. fünf Minuten Zeit, in der ihr laut darüber nachdenkt, wie es euch jeweils in der aktiven und in der passiven Rolle ergangen ist. Beginnt eure Sätze mit „Ich". Diskutiert eure Aussagen nicht, jede Realität gilt.

Verführung

Deine Partnerin oder deinen Partner auf eine besondere Art zu verführen, vielleicht so wie in der ersten Zeit eures Kennenlernens, ist zunächst ein Spiel mit der Phantasie. Die Verführung selbst, bei der du die Vorfreude bei dir selbst und deiner Partnerin/deinem Partner weckst, ist genauso wichtig wie die anschließende sexuelle Begegnung.

Zeitrahmen: Einen Tag und einen Abend

Anmerkung: Paare mit Kindern müssen abends gut die Zeit organisieren, was nicht unmöglich ist. Wenn die Kinder im Bett sind, braucht ihr ca. eine Stunde Zeit.

Durchführung:

Flüstere deiner Partnerin oder deinem Partner schon morgens ins Ohr, was du gerne mal wieder mit ihr/ihm tun möchtest: „Ich möchte an dir lutschen, bis du ganz wild bist. Ich möchte dich streicheln und erregen, bis du von Sinnen bist" etc. Erinnere dich an vergangene, schöne Erlebnisse.

Lasse bereits tagsüber die Spannung steigen, indem du dir verschiedene Möglichkeiten überlegst, wie du sie oder ihn betören kannst. Telefoniere beispielsweise tagsüber und flüstere deiner Partnerin oder deinem Partner zu, was du gerne mit ihr/ihm tun würdest, was dich an ihr/ihm verrückt macht. Trage ihr/ihm auf, zu einem bestimmten Zeitpunkt an einem bestimmten Ort nachzusehen, wo du dort etwas Erotisches (verführerische Unterwäsche, Massageöl, eine Haarlocke, einen Brief etc.) versteckt hast.

Bringe deiner Partnerin abends Blumen mit, deinem Partner ein Rasierwasser etc. Bereitet zusammen das Abendessen vor, berühre sie oder ihn wie zufällig, füttere sie oder ihn, lies eine erotische Geschichte als Dessert vor, geht zusammen duschen, bereite eine schöne Atmosphäre im Schlafzimmer oder an einem ungewohnten Ort mit Kerzen, Musik, Düften etc. vor.

Sorge zunächst dafür, dass deine Partnerin oder dein Partner sich entspannt fühlt. Streichele sie oder ihn von Kopf bis Fuß, lasse aber zunächst die Brust (deiner Partnerin) und den Genitalbereich aus. Sage ihr/ihm, was dir beim Anblick ihres/seines Körpers besonders gefällt und dich besonders erregt. Frage sie oder ihn, ob du jetzt einen Schritt weitergehen und auch Brust und Genitale erregen darfst. Frage zwischendurch, ob es deiner Partnerin oder deinem Partner gefällt. Errege in unterschiedlicher Art und Weise: mit der Hand, der Zunge, puste zart auf die Haut, probiere, wenn du magst, Federn, zarte Stoffe etc. aus. Wenn ihr mögt, schlaft miteinander – das kann, muss aber nicht der Höhepunkt sein.

Erotisches Beschnuppern

Die Bedeutung des Körpergeruchs für die Sexualität (und die Fortpflanzung) wird oftmals unterschätzt. Im limbischen System, einem stammesgeschichtlich sehr alten Teil des Gehirns, dem Sitz von Emotionen und Trieben, werden auch die Geruchsreize verarbeitet. Gerüche lösen unmittelbar Emotionen aus, wobei allerdings nicht alle Geruchsreize bewusst wahrgenommen werden. Interessanterweise riechen wir nicht nur über die Nase, sondern auch – selbst geruchlose Substanzen – über das sogenannte Vomeronasalorgan, das sich auf beiden Seiten der Nasenscheidewand befindet. Inwieweit Körpergerüche und der Geruchssinn selbst die Sexualität beeinflussen, kann beim derzeitigen Stand der Wissenschaft noch nicht schlüssig beantwortet werden. Jedoch gibt es viele Hinweise auf die erotische Wirkung von Körperdüften. So führte beispielsweise gut ein Dreiviertel der Befragten einer Stichprobe an, durch Körperdüfte erotisierbar zu sein. Davon bevorzugte knapp die eine Hälfte Körperduft mit Parfüm, die andere Körpergeruch ohne Parfüm. Erotische Schnupperübungen sind also als „Appetizer" für mehr Lust durchaus sinnvoll.

Zeitrahmen: mindestens 30 Minuten

Anmerkung: Vor dieser Übung dürft ihr euch mehrere Stunden nicht waschen.

Durchführung:

1. Schritt: Sucht euch einen angenehmen Ort, an dem ihr ungestört seid und euch entkleiden könnt. Bestimmt, wer mit dem Beschnuppern des Körpers beginnt. Person A legt sich zunächst auf den Rücken und schließt die Augen. Person B geht in Kontakt mit A, indem sie die Hände auf die Brust von A legt und deren Atmen erspürt. Die aktive Person B beschnuppert nun A, beginnend mit Haaren und Kopfhaut: Wenn du in der aktiven Rolle bist, so wandere in einem dir angenehmen Tempo mit der Nase von Kopf bis Fuß und entscheide selbst, wie lange du dich wo aufhalten möchtest. Mache zwischendurch immer mal wieder eine Pause, um die verschiedenen Gerüche auf dich wirken zu lassen (10 Minuten).

2. Schritt: Tauscht bitte die Rollen (10 Minuten).

3. Schritt: Wenn ihr mögt, könnt ihr gut mit dem „erregenden Streicheln" fortfahren (siehe Kap. 6.3.1).

4. Schritt: Sprecht miteinander über die Empfindungen und Gedanken als „schnuppernde" und „beschnupperte" Person (10 Minuten).

Auf den Schwingen der Lust

Im Tantrismus, einer mehrere tausend Jahre alten philosophisch-religiösen Strömung, geht es darum, einen spirituellen Pfad als Weg zum seelisch-geistigen Wachstum zu beschreiten, der letztlich zu einer Befreiung von Leiden und anhaltendem Glück führen soll, schließlich sogar zur vollen Erleuchtung. In tantrischen Texten, buddhistischen wie hinduistischen, gibt es Instruktionen, wie Männer sich Frauen in sexueller Absicht nähern sollen, um ihnen zu dienen und um ihnen zu gefallen. Entsprechende Regeln für Frauen gibt es jedoch nicht. In der westlichen Kultur suchen wir vergleichbares traditionelles Wissen vergeblich. Da Sexualität im Tantrismus nie als Selbstzweck, sondern immer unter einem spirituellen Dach gesehen wird, ist das Verständnis von sexueller Vereinigung ein vollkommen anderes. Ein sehr wertvoller Aspekt, der dem westlichen Verständnis fremd ist, ja entgegensteht, liegt in der rituellen Annäherung über mehrere Tage, die das Paar in eine emotionale, geistige, erotische und letztlich spirituelle Verdichtung führt. Dieses Ritual folgt der Grundidee, der erotischen Annäherung und dem Akt der Vereinigung Raum und Zeit zu lassen.

Zeitrahmen: Über fünf Tage hinweg

Anmerkung: Kreiert in gegenseitiger Absprache euer eigenes Ritual. Überlegt, in welchem Zeitraum ihr dieses Ritual am besten durchführen könnt, an einem (verlängerten) Wochenende oder im Urlaub? Reserviert euch während dieses Zeitraumes täglich Zeit dafür, um eine emotionale und erotische Dichte zu ermöglichen.

Durchführung:

Erster Tag: Sucht euch ein Experiment aus, das eure Liebe stärkt. Geeignet sind z. B. Zwiegespräche (S. 87f.), Anerkennung (S. 95ff.), Verbindende Musik (S. 98f.), Umarmung bis zur Entspannung (S. 99ff.), Massagen.

Zweiter Tag: Führt ein Experiment durch, das die sexuelle Lust entfacht: Erzählt euch z. B. die schönsten sexuellen Erlebnisse, die ihr zusammen erlebt habt, führt ein erotisches Zwiegespräch, indem ihr euch gegenseitig eure sexuellen Fantasien und Wünsche mitteilt, schaut zusammen einen erotischen Film, den ihr beide mögt, oder lest euch einen erotischen Text vor.

Dritter Tag: Experimentiert mit zärtlichen, aber nicht erregenden Berührungen: Streichelt euch nackt gegenseitig (S. 105ff.), massiert euch gegenseitig (S. 102ff.), badet oder duscht gemeinsam.

Vierter Tag: Jetzt können ihr mit erregenden Berührungen experimentieren, ohne allerdings miteinander zu schlafen: Romantischer Abend (S. 116f.), Verführung (S. 117ff.), Erotisches Beschnuppern (S. 119f.).

Fünfter Tag: Alle Experimente, die euch zu einer genussvollen Vereinigung führen.

7. Zehn Merksätze zum Schluss

- Die anfängliche aufregende Paarsexualität beruht auf dem Reiz des Neuen und ist ein Geschenk. Die erfüllte, langandauernde Paarsexualität ist eine Folge von Beziehungsarbeit und Arbeit an sich selbst. Sie lebt zu einem großen Teil von der emotionalen Verbundenheit, die die sexuellen Reize weckt.

- Phasen der Unlust und der Abstinenz sind normal. Die Herausforderung liegt darin, sie immer wieder zu überwinden.

- Dauerhaftes sexuelles Begehren beruht auf persönlichem Wachstum und Wachstum der Beziehung: Deshalb solltest du Sorge tragen, dass du deine eigenen Schwierigkeiten überwindest oder einen Umgang damit findest, und beide solltet ihr Sorge tragen, dass ihr euch immer wieder miteinander emotional und sexuell verbindet.

- Es gibt Sex aus der inneren Fülle und Sex aus der inneren Leere: Erstere bringt Liebe, letztere Spannungsabbau.

- Eine positive emotionale Verbundenheit ist eine günstige, aber keine hinreichende Bedingung für eine gute Paarsexualität. Gute Paarsexualität braucht die Präsenz deiner „inneren lustvollen Frau“ und deines „inneren lustvollen Mannes“.

- Männer und Frauen wollen in sexueller Hinsicht nicht unbedingt dasselbe: Nehmt aus beiden Bereichen das Beste.

- Sei gut zu deiner „inneren lustvollen Frau“ bzw. zu deinem „inneren lustvollen Mann“. Sorge dafür, dass diese inneren Bilder im Bewusstsein bleiben. Hänge deine „inneren Bilder“ gut sichtbar auf, lies die Briefe durch, lasse deine „innere lustvolle Frau“/deinen „inneren lustvollen Mann“ immer mal wieder einen Brief an dich selbst oder deine Partnerin/deinen Partner schreiben.

- Lest eure Aufzeichnungen zur Selbstreflexion in euren Heften immer mal wieder durch. Lest für euch wichtige Passagen des „kleinen Lustbuchs“ überdies durch. Wiederholt wichtige Körperexperimente.

- Wenn eure Partnerschafts- oder eure sexuellen Probleme zu groß sind oder auch beide Problembereiche, denkt darüber nach, ob ihr euch professionelle Hilfe sucht.

- Gebt nicht so schnell auf, bleibt geduldig mit euch, seid mutig und experimentierfreudig!

Literatur

Arentewicz, G. & Schmidt, G. (1993). *Sexuell gestörte Beziehungen. Konzept und Technik der Paartherapie* (3., bearb. Aufl.). Stuttgart: Enke.

Ecker, D. (2005). *Sexualität und Partnerschaft im Lebenszyklus.* München: Kösel.

Ecker, D. (2012). Verhaltenstherapeutisch orientierte Sexualtherapie. Grundlagen und mögliche Weiterentwicklungen. *Psychotherapie im Dialog, 2,* 26–34.

Ecker, D. (2020). *Die „innere lustvolle Frau". Prozessorientierte Sexualtherapie für Frauen mit sexueller Unlust.* Tübingen: dgvt-Verlag.

Ecker, D. (2022). *Das kleine Lustbuch für Frauen. Zur Selbsthilfe und als Therapiebegleiter.* Tübingen: dgvt-Verlag.

Gottman, J. M. (2020). *Die 7 Geheimnisse der glücklichen Ehe.* Berlin: Ullstein.

Louden, J. (1998). *Tut euch gut! Das Wohlfühlbuch für Paare.* Freiburg: Herrmann Bauer.

Matthiesen, S. (2007). *Wandel von Liebesbeziehungen und Sexualität. Empirische und theoretische Analysen.* Gießen: Psychosozial-Verlag.

Moeller, M. L. (1997). *Die Wahrheit beginnt zu zweit. Das Paar im Gespräch.* Reinbek: Rowohlt.

Sanders, R. (2000). *Partnerschule ... damit Beziehungen gelingen. Grundlagen – Handlungsmodelle – Bausteine – Übungen.* Paderborn: Junfermann.

Schnarch, D. (2006). *Die Psychologie sexueller Leidenschaft.* Stuttgart: Klett-Cotta.

Sydow, K. v. (1994). *Die Lust auf Liebe bei älteren Menschen.* München: Reinhardt.